基本

評価

症状別

状況別

活動・休息

栄養

排泄

清潔ケア

薬剤

医療的ケア

終末期

略語

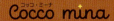

訪問看護

編著

医療法人財団健和会
訪問看護ステーション

照林社

訪問看護のフィールドへようこそ!!

本書は、当法人のベテランプリセプターにより、テーマを厳選し作成しました。利用者さんがその人らしく生活するために、どのような視点を持てばいいか、ヒントを詰め込んでいます。

「自分で考え・判断してケアを行う」ときに、「ひと目見てわかる」を追及した1冊です。ぜひ、ご自身でメモを書き込んだり、BCPなどの資料を貼りつけたりして、あなたの「**訪問看護の相棒**」にしてください。

訪問看護がみなさんにとってやりがいとなり、今の10倍、20倍、100倍楽しめることを願っています。

執筆者一同

本書の特徴

現場で **サッと確認したいとき・ちょっと困ったとき** に、コッコとミーナがお助けします!

コッコ
とても賢い烏骨鶏(うこっけい)。役立つ知識を教えてくれます。

ミーナ
やさしくてデキるナース。実践のポイントを教えてくれます。

コッコとミーナの アドバイス

必ず知っておきたい、大切なこと

ココで調べて知っておきたい、用語の意味や関連知識

デキるナースが実践していること

| 豆知識
合わせて読んでおくと役立つこと

CONTENTS

訪問看護の基本

訪問看護師の役割	訪問看護で大切なこと	8	小菅紀子
	多職種連携	10	
訪問看護師が気をつけること	接遇	12	
	リスクマネジメント	13	
	個人情報保護	16	

利用者のとらえ方(評価・スケール)

活動の評価	ICF(国際生活機能分類)	17	小菅紀子
	IADL(手段的日常生活動作)	19	
自立度の評価	高齢者の日常生活自立度	21	
活動の評価	BI(バーセルインデックス)	23	
	FIM(機能的事自立度評価表)	25	
痛みの評価	FPS(表情尺度スケール)・NRS(数値的評価スケール)	26	
社会的機能水準の評価	GAF尺度(機能の全体的評定尺度)	27	

訪問看護でよく出会う症状と対応

こんなときどうする	熱がある	29	早福優美
	ぐったりしている	32	
	息が苦しい	35	上田かりん
	ぼーっとしている	37	
	気分が悪い	39	小菅紀子
	頭が痛い	41	
	胸が痛い	43	一言純子
	おなかが痛い	45	

訪問看護でよく出会う状況と対応

	転倒・転落	47	小菅紀子
	救急への通報(119番)	48	上田かりん
こんなときどうする	事故対応	49	早福優美
	利用者の安否が不明	51	一言純子
	突然死・自死・不審死に遭遇	53	早福優美・上田かりん
	警察や消防からの問い合わせ	54	髙橋文代

活動・休息の援助

活動と介助	ポジショニング・移動介助	55	
転倒予防	転倒リスクのアセスメント	58	小菅紀子
睡眠	睡眠障害への対応	60	
	不眠症のアセスメント	61	

栄養管理・食事の援助

低栄養	低栄養とフレイル	62	一言純子
	タンパク質の摂取	64	
摂食嚥下	摂食嚥下機能の評価	65	
	オーラルフレイル	67	上田かりん
	嚥下機能維持訓練	68	
	ユニバーサルデザインフード・栄養補助食品	70	
経鼻経管栄養	経管トラブル	71	一言純子
食事指導	糖尿病の食事療法	72	
	透析患者の食事療法	73	

排泄

排泄方法	排泄方法の選択	76	
	おむつ・尿とりパッドの選択	77	
排便	排便のアセスメント	78	
	便秘の分類	80	
	便秘と生活習慣	82	
	浣腸	83	
	摘便	85	早福優美
排尿	排尿のアセスメント	86	
	尿道カテーテルの適応と交換	87	
	尿道カテーテルのトラブル	89	
ストーマ	ストーマの種類と特徴	91	
	ストーマ装具	93	
	状況別の対応	95	
	ストーマ装具の給付	96	

清潔ケア

整容	爪切り	97	
口腔ケア	口腔内の清潔	98	
入浴・シャワー浴	入浴介助	99	上田かりん
洗浄・清拭	陰部洗浄	100	

訪問看護でよく使う薬剤

与薬	与薬の手順	101	
内服	経口投与(内服のタイミング)	102	一言純子
	薬の飲み合わせ	103	

注射	注射投与	104	髙橋文代・上田かりん
	点滴投与	106	
在宅で処方される主な薬の種類	主な経口降圧薬	108	一言純子
	主な経口血糖降下薬	109	
	主なインスリン製剤(注射薬)	110	
	インスリン製剤の作用時間	110	
	主な鎮痛薬(NSAIDs)	111	
	アセトアミノフェンとNSAIDsの作用	111	
	主な経口睡眠薬	112	
	主な外用薬	113	
	主な下剤	114	早福優美
	主なオピオイド一覧	116	上田かりん
	各オピオイド鎮痛薬の鎮痛等価換算比	117	

医療的ケア

呼吸管理	分泌物の吸引	119	上田かりん
	在宅酸素療法(HOT)	120	髙橋文代・上田かりん
	在宅人工呼吸療法(HMV)	124	
がん薬物療法	在宅がん薬物療法のケア	128	
創傷ケア	皮膚のトラブル	131	髙橋文代
	スキン-テア	133	
褥瘡ケア	褥瘡の評価	134	
	褥瘡の予防と看護	135	

血糖値	グルコースモニタシステムによる血糖測定	138	上田かりん
	低血糖症状	139	一言純子
	低血糖への対処	140	

終末期・エンゼルケア

終末期のケア	全人的苦痛の理解	141	上田かりん
	看取りの準備	142	
家族支援	家族に伝えたいこと	143	
エンゼルケア	エンゼルケアのコツ	145	

豆知識

人工透析 …… 75

文献 …………………………………………………………… 146
本書に登場する主な略語 ……………………………………… 149
索引 …………………………………………………………… 152

- 本書で紹介してい治療・ケア方法などは、執筆者が臨床例をもとに展開しています。実践によって得られた方法を普遍化すべく万全を尽くしておりますが、万一、本書の記載内容によって不測の事故などが起こった場合、著者、出版社は、その責を負いかねますことをご了承ください。
- 本書に記載している薬剤の情報は、2025年2月現在のものです。薬剤等の使用にあたっては、個々の添付文書を参照し、適応・用量等は常にご確認ください。
- 本書掲載の画像は、臨床例のなかからご本人・ご家族の同意を得て使用しています。
- 本文中の製品の商標登録マークは省略しています。

装丁・本文デザイン：スタジオダンク　本文イラスト：NASYUKA　DTP制作：明昌堂

編著者一覧

編著

医療法人財団健和会 訪問看護ステーション

小菅紀子
訪問看護ステーション　地域密着事業　統括所長・看護師

上田かりん
すみれ訪問看護ステーション　看護師

早福優美
新みさと訪問看護ステーション　看護師

高橋文代
足立区地域包括支援センター千寿の郷　看護師

一言純子
大島訪問看護ステーション　看護師

編集協力

石井一弘
東都ファーマシーグループ　薬剤師

（2025年2月現在）

訪問看護の基本

訪問看護師の役割

訪問看護で大切なこと

 利用者にとって、「病院」は非日常、「在宅(自宅)」は日常を過ごす場所である。退院後の日常を、利用者と、主治医・ケアマネジャーを含む在宅チームと形にしていくことが、訪問看護師の役割である。

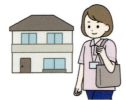

病院は「非日常」、在宅は「日常」
退院後の日常に、生きがいをもって生活できるように支援する

退院後の生活を、日ごと・週ごと・月ごとに見直す
治療を継続するなかで、日常生活に支障が出ていないか確認をする

指導ではなく伴走
利用者と双方向でやり取りをし、日常生活の形を作っていく

意思決定、アドバンス・ケア・プランニング(ACP)
利用者の意思を尊重し、家族にも寄り添った選択が引き出せるように援助する

家族も訪問看護の対象
家族は大きく影響しあうため、それぞれの思いや考え方を知っておくことが大切

3days 3weeks 3months

▶ 在宅生活は、日ごと、週ごと、月ごとで見直すとよい。

日ごと （3days）	● 退院後3日経過したところで、訪問看護のアセスメント項目にある「1日の過ごし方」を振り返る ● 実施できていない場合や、効果が出ていない場合は、方法や時間を再検討する
週ごと （3weeks）	● ケアマネジャーなどが作成した「週間スケジュール」の実際を、一緒に入っているサービス提供事業所と連絡を取り合いながら、3週間様子を確認する。 ● ケアマネジャーなどに内容を報告し、ケアプランの変更が必要であれば、提案する
月ごと （3months）	● 在宅生活を3か月続けた利用者や家族（介護者）の状況を振り返る ● それぞれの負担が大きくないか、今後も続けていけるかどうか、気持ちは安定しているか、などを確認する ● 今後の課題（介護者の持病が悪化したときはどうするかなど）を、ケアマネジャーやケアチームと共有しておく必要がある

小菅紀子：対象者のとらえ方．健和会訪問看護ステーション編：訪問看護アイデアノート．照林社，東京，2021：7．より引用

アドバンス・ケア・プランニング（ACP）

● 将来、自分が医療や介護を受けながら生活することになったときに備え、最後まで自分らしく暮らすために、これまでに大切にしてきたことや、これから誰とどのように過ごしたいか、希望する医療や介護のことなどについて家族や大切な人、医療・介護関係者とともに話し合い、共有する取り組みのこと。医療や介護が必要な状態になってからではなく、あらかじめ元気なうちに家族やかかりつけ医と話し合う機会をもつように勧める。

訪問看護師の役割

多職種連携

 日常生活圏域(中学校区)で地域包括ケアシステムが構築され、在宅療養生活が支えられています。

▶ 利用者を支える地域包括ケアシステム

▶ おおむね30分以内に必要なサービスが提供できる日常生活圏域を単位として想定。

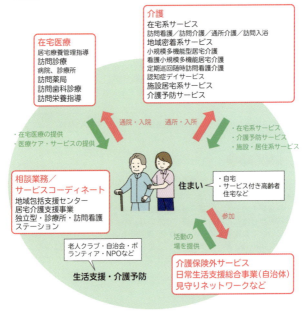

連絡連携の一例

- 利用者ごとに連携先はさまざまである。以下に連携先一覧例を示す。
- 事業所だけでなく、家族への連絡連携も重要。

	緊急連絡先		ポイント
家族	（第1）妻	携帯番号 会社番号	・訪問先で特別なことがあって、家族が不在な場合、至急連絡が必要な場合に連絡
	（第2）息子	携帯番号 メールアドレス	・第1連絡先につながらないとき ・遠方に在住でもキーパーソンのときは状況を知っておいてもらうため
事業所一覧	主治医	訪問診療クリニック	・24時間対応をしている主治医は緊急時の連絡先も把握 ・MCSなど連携ツールを利用して検査結果などを共有しているクリニックもある
	ケアマネジャー	居宅介護支援事業所	・急ぎでない場合は、FAXや伝言、MCSなどの連携ツールを使用して連絡
	介護福祉士など	訪問介護事業所（定期巡回）	・訪問時に留意してほしいことや、必要なケアの継続や方法を伝える ・紙面や連携ツールを利用、もしくはケアマネジャーを介して連絡を取り合う
	薬剤師	訪問薬局	・処方薬が飲めているか、新しく処方された薬の効果などを共有
	社会福祉士 保健師 主任ケアマネジャー	地域包括支援センター	・高齢者や障がい者の、成年後見制度の相談支援も実施する ・対象が小児や障害者の場合は、自治体によって別の窓口が設置される
	理学療法士（PT） 作業療法士（OT） 言語聴覚士（ST）	訪問看護ステーション	・他の事業所の訪問リハビリテーションを利用される場合もある ・福祉用具の選定や家屋評価、利用者の生活動作の評価を共有

基本 多職種連携

訪問看護師が気をつけること

接遇

 接遇は、訪問看護師として獲得しておくべきスキルの基本。利用者、家族、地域の連携事業所と信頼関係を築くために留意する。

▶ 接遇のポイント

あいさつ	● どのようなあいさつがいいか、利用者の状態を考えながら、顔を見てあいさつをする
身だしなみ	● 爽やかに、軽やかに、安全にの3点を心がける ● 清潔感があり、動きやすく機能的なケアが行えるように整える
言葉	● 相手の表情や理解度を考慮して、話すスピードや言葉を選ぶ(その利用者にカタカナ言葉は理解できるかなど)
連絡	● 遅れそうになったら、まず連絡を入れる。利用者、家族は訪問看護師を待っている
物の扱い	● 利用者宅の物はていねいに扱い、使用後は元の位置に戻す。または、置き場所を確認する ● 自分の所持品もていねいに扱い、不快感を与えない ● 着ていた上着、脱いだ靴、バックの中は整理整頓されているか
電話のマナー	● 利用者宅では、断って電話に出る、もしくは折り返す ● 利用者に関することは、個人情報が出てくることが多いので、周囲に聞かれない場所で話す
雨の日のマナー	● 雨の日は、玄関などをぬらして利用者や家族が滑ったりしないように配慮する

訪問看護師が気をつけること
リスクマネジメント

 訪問看護では、訪問中のインシデントやクレーム、移動中の交通事故、自然災害など、さまざまなリスクがある。可能な限り予防することが大切だが、起きてしまった場合に適切な対応が迅速に行えるように、事業所のマニュアルを確認しておく。

訪問看護で考えられる主なリスクと対策

主なリスク	対策
交通事故	● 各事業所で整備されている、「交通事故対応マニュアル」を車の中や訪問バッグに入れておく ● 道路交通法の改正を確認する ● 具体的な対応は「状況別」（》p.49）の項目を参照
災害	● 自分の事業所の事業継続計画（BCP）を確認しておく ● 避難時に持ち出しが必要な物品を確認する（医療機器、充電用バッテリーなど）
感染	● 標準予防策（》p.15）を対策の基本とする
クレーム	● 訴えに耳を傾け、否定せずに聞く ● 内容についてではなく、「不快な思いをさせたこと」について謝罪 ● 責任者に伝える旨を話す
ハラスメント	● 身の危険を感じたら、その場から離れ（逃げ）、警察・事業所・責任者に連絡する ● 通報、連絡、録音（許可不要）、GPS機能の使用（閉じ込められた場合など）のためにスマートフォンを活用する

事業継続計画（BCP）
● 不測の事態が発生しても事業を中断させない、または短時間で復旧させるための方針・体制・手順などを示した計画。各事業所で策定されている。

災害前に確認しておくこと

避難場所・経路	・ハザードマップポータルサイト（https://disaportal.gsi.go.jp/）から、防災マップを確認
備蓄（約１週間分）	・飲料水 ・非常食：アルファ米、ビスケット、乾パン、羊羹、チョコレートなど日持ちのするもの ・生活用品：簡易トイレ、防寒具、救急用品、トイレットペーパー、ティッシュペーパー、体を拭くシート、懐中電灯、ラジオなど
医療機器	・酸素ボンベの残量を確認 ・酸素ボンベの切り替えを家族ができるか確認。不安があれば一緒に練習をしておく ・バッテリー電力が避難時に十分足りるか確認。不足する場合は予備を用意 ・バッテリー稼働時間中に、呼吸器を安定した電力につなげられるか確認
安否確認	・災害時には回線がつながりにくく、連絡がすぐには取れない。災害伝言ダイヤル（171）を活用するとよい

POINT

- 防災のために購入するのではなく、普段使用している食品や日用品を備える。
- 特に食品は、購入するときに少し多めに買っておく。

デキナース
- 人工呼吸器を使用している利用者の移動には、数人の協力が必要なため、避難方法を具体的に相談しておくとよい。
- 移動することで危険が増す場合は、ひとまず自宅内避難をするほうが安全なこともある。

基本 リスクマネジメント

災害時に応急手当に使える物の例

レジ袋	● 両端を切って、三角巾として使う
新聞紙	● 丸めて、骨折時の添え木として使う
ラップ	● 止血後に巻いて、一時的な包帯の代わりにする
ペットボトル	● 蓋に穴を開けて、傷口の洗浄や手洗いに使う
キッチンペーパー	● 蛇腹折りにして、輪ゴムをつけてマスク代わりにする

標準予防策(スタンダードプリコーション)の具体例

手指衛生	● ケアの前後に必ず手指衛生を行う
気道分泌物による感染の防止	● サージカルマスクを着用する ● 咳をするときにはティッシュで口・鼻を覆い、使用後はすぐにティッシュを捨てる(咳エチケット) ● 気道分泌物に接触した後は手を洗う
血液感染の防止	● 注射針のリキャップは禁止する ● 使用済みの針や鋭利物は針捨てボックスに入れる
個人防護具の着用	● 湿性生体物質(血液・体液)に汚染される可能性があるときは、個人防護具を着用する
器具などの清拭・消毒・滅菌	● 無菌の組織や血管系に挿入するもの(手術用器材・針など)→滅菌 ● 粘膜または創のある皮膚と接触するもの(高・中水準消毒)→アルコール清拭 ● 正常な皮膚に接触するもの(血圧計・聴診器など)→アルコール清拭 ● 医療機器表面(モニター・ポンプ類など)→清拭

小菅紀子:対象者のとらえ方.健和会訪問看護ステーション編:訪問看護アイデアノート.照林社,東京,2021:10. をもとに作成

訪問看護師が気をつけること

個人情報保護

 業務中に得た情報を、複製したり第3者に提供したりしない。各事業所の個人情報保護方針を理解しておく。

▶ 個人情報を取り扱う際の注意点

事業所外での取り扱い	● 書類などの紛失に注意する ● 電話をする際には、周囲の人に聞かれる場所を避ける ● 近所の人などに訪問先の様子を聞かれた場合は、答えられないことをしっかり伝える
電子機器内の個人情報	● 訪問看護に必要なデバイス（タブレットやスマートフォン）には個人情報が入っているため、紛失に注意する ● パスワードなどの管理は、事業所の運用ルールに沿って実施する
利用者に伝えること	● 契約時に、事業所内での連携など、業務に必要な範囲で利用者・家族の個人情報を利用する旨を伝え、了承を得る

デキナース
- 第3者に個人情報を伝えないことはもちろん、家の前や道路、玄関や窓が開いている状況では、個人情報が漏れないよう、話す内容に気をつける。
- 訪問中に、他の利用者や職員について聞かれても話せないことになっていることを伝え、守秘義務を守るよう、言動に注意する（「個人情報なので、お伝えすることはできません」などと答える）。

利用者のとらえ方（評価・スケール）

活動の評価

ICF（国際生活機能分類）

 「生きることの全体像」をとらえるフレームワーク。具体的に書き出し、強み（できること）、課題（できないこと）は何かを把握し本人と共有する。ポジティブな視点で、強みを生かして課題（できないこと）をできることに変換し、本人とともに今後の看護計画やケアプランを立案するために活かす。

ICFの各項目で必要な情報

▶ ADL・IADL（》p.19）や高齢者の日常自立度の評価（》p.21）は、「活動」や「参加」にも入るアセスメントツール。

▶ BI（》p.23）・FIM（》p.25）・GAF尺度（》p.27）は、心身機能・構造のアセスメントが主となる。

▶ 背景因子（環境因子・個人因子）は、個人の基礎情報として、訪問看護では情報を得る必要のある項目である。

健康状態	病気・年齢・性別・日常生活自立度　（客観的情報）
生活機能	**心身機能**：身体系の生理的機能。手足の動き、視覚・聴覚・内臓・精神の機能 **身体構造**：器官、肢体とその構造部分などの身体の解剖学的部分 **活動**：生活・個人レベル ● 生活において必要な活動すべて ● 日常生活に必要な動作、家事、仕事、余暇活動すべて **参加**：人生・社会レベル ● 家庭内・職場・地域社会の中で役割を果たすこと ● 例えば、それぞれのコミュニティーへの参加。会合に参加することで役割を果たす
背景因子	**環境因子**：その人を取り巻く人的・物的な環境すべて ● 物的環境：建物や交通機関、自然環境など ● 人的環境：家族、支援者、学校・職場・近所づきあいなど ● 制度的環境：法律や医療・介護・福祉・自治体の制度、サービスなど **個人因子**：性格・経歴・ライフスタイル・価値観など

ICFの実施例

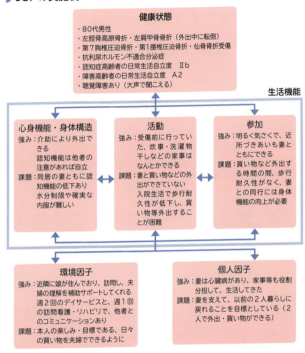

健康状態
- 80代男性
- 左脛骨高原骨折・左肩甲骨骨折（外出中に転倒）
- 第7胸椎圧迫骨折・第1腰椎圧迫骨折・仙骨骨折受傷
- 抗利尿ホルモン不適合分泌症
- 認知症高齢者の日常生活自立度 Ⅱb
- 障害高齢者の日常生活自立度 A2
- 聴覚障害あり（大声で聞こえる）

生活機能

心身機能・身体構造
- 強み：介助により外出できる
  認知機能は他者の注意があれば自立
- 課題：同居の妻ともに認知機能の低下あり水分制限や確実な内服が難しい

活動
- 強み：受傷前に行っていた、炊事・洗濯物干しなどの家事はなんとかできる
- 課題：妻と買い物などの外出ができていない
  入院生活で歩行耐久性が低下し、買い物等外出することが困難

参加
- 強み：明るく気さくで、近所づきあいも妻とともにできる
- 課題：買い物など外出する時間の間、歩行耐久性がなく、妻との同行には身体機能の向上が必要

環境因子
- 強み：近隣に娘が住んでおり、訪問し、夫婦の理解を補助サポートしてくれる
  週2回のデイサービスと、週1回の訪問看護・リハビリで、他者とのコミュニケーションあり
- 課題：本人の楽しみ・目標である、日々の買い物を夫婦でできるように

個人因子
- 強み：妻は心臓病があり、家事等も役割分担して、生活してきた
- 課題：妻を支えて、以前の2人暮らしに戻れることを目標としている（2人で外出・買い物ができる）

POINT
- 医療者は、どうしても「健康状態」や「心身機能・構造」の課題から看護計画を立ててしまったり、疾患から考えてしまったりする。しかし、どの項目もそれぞれ影響しあって、生きることが成り立っている。
- 生きることを支援する訪問看護師としては、対象の全体像をとらえてアセスメントをし、看護計画を立案するために、ICFを知っておく必要がある。

活動の評価

IADL（手段的日常生活動作）

 IADLの評価は、電話の使い方や買い物など、ADLより複雑で高度な日常生活動作で、国際生活機能分類（ICF）の活動と参加の部分の評価にも影響している。

▶ 合計得点は、男性では0〜5点、女性では0〜8点となる。

項目	得点 男性	得点 女性
A．電話の使い方		
1. 自由に電話をかけることができる	1	1
2. いくつかのよく知っている番号であればかけることができる	1	1
3. 電話で対応できるが電話をかけることはできない	1	1
4. まったく電話を使うことができない	0	0
B．買い物		
1. 1人で買い物ができる	1	1
2. 少額の買い物であれば1人でできる	0	0
3. 誰かが付き添っていれば買い物ができる	0	0
4. まったく買い物ができない	0	0
C．食事の支度		
1. 人数にあった支度をして必要十分な用意ができる		1
2. 材料が用意してあれば食事の支度ができる		0
3. 食事をつくることはできるが、人数にあった用意ができない		0
4. 他人に支度をしてもらう		0
D．家事		
1. 力仕事など以外は1人で家事をすることができる	1	1
2. 食事のあとの食器を洗ったり布団を敷くなどの簡単なことはできる	1	1
3. 簡単な家事はできるが、きちんとあるいは清潔に維持できない	1	1
4. 他人の助けがなければ家事をすることができない	1	1
5. まったく家事をすることができない		0

（次ページへつづく）

項目	得点 男性	得点 女性
E．洗濯		
1. １人で洗濯できる		1
2. 靴下などの小さなものは洗濯できる		1
3. 他人に洗濯してもらう		0
F．移動・外出		
1. 自動車を運転したり、電車・バスを利用して出かけることができる	1	1
2. タクシーを自分で頼んで出かけられるが、電車やバスは利用できない	1	1
3. 付き添いがあれば電車やバスを利用することができる	1	1
4. 付き添われてタクシーや自動車で出かけることができる	1	1
5. まったく出かけることができない	0	0
G．服薬の管理		
1. きちんとできる	1	1
2. 前もって飲む薬が用意されていれば自分で服薬できる	0	0
3. 自分ではまったく服薬できない	0	0
H．金銭の管理		
1. 自分でできる（家計費、家賃、請求書の支払い、銀行での用事など）	1	1
2. 日常の買い物は管理できるが、大きな買い物や銀行へは付き添いが必要	1	1
3. 金銭を扱うことができない	0	0

Lawton MP, Brody EM : Assessment of older people: self-maintaining and instrumental activities of daily living. *Gerontologist* 1969；9（3）：179-186.

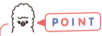

> POINT

- 現在は、C・D・Eの項目も男性を対象として運用されている（日本老年医学会より）[1]。

自立度の評価

高齢者の日常生活自立度

 2つの自立度評価をもって、要介護の状況がアセスメントされる。訪問看護指示書の作成や、要介護認定の際に用いられる。訪問看護計画の実践のなかで、定期的に利用者の状態を評価するために活用する。

▶ 障害高齢者の日常生活自立度(寝たきり度)

寝たきり度

生活自立	ランクJ	何らかの障害等を有するが、日常生活は自立しており独力で外出する 1. 交通機関を利用して外出する 2. 隣近所なら外出する
準寝たきり	ランクA	屋内での生活は概ね自立しているが、介助なしには外出しない 1. 介助により外出し、日中はほとんどベッドから離れて生活する 2. 外出の頻度が少ない、日中も寝たり起きたりの生活をしている
寝たきり	ランクB	屋内での生活は何らかの介助を要し、日中もベッド上での生活が主体であるが座位を保つ 1. 車椅子に移乗し、食事、排泄はベッドから離れて行う 2. 介護により車椅子に移乗する
	ランクC	1日中ベッド上で過ごし、排泄、食事、着替えにおいて介助を要する 1. 自力で寝返りをうつ 2. 自力では寝返りもうたない

厚生労働省:障害高齢者の日常生活自立度(寝たきり度):155. https://www.mhlw.go.jp/file/06-Seisakujouhou-12300000-Roukenkyoku/0000077382.pdf (2025.2.26.アクセス) より引用

デキナース

- 寝たきり度は「ランクJ」で、認知症の自立度(≫p.22)は「Ⅲ」以上の場合、一人歩きをしてしまう状況などが想像できる。

認知症高齢者の日常生活自立度

自立度 高 → 低

ランク	判断基準	見られる症状・行動の例
Ⅰ	何らかの認知症を有するが、日常生活は家庭内及び社会的にほぼ自立している	
Ⅱ	日常生活に支障を来すような症状・行動や意思疎通の困難さは多少見られても、誰かが注意していれば自立できる	
Ⅱa	家庭外で上記Ⅱの状態が見られる	たびたび道に迷う、買い物や事務、金銭管理などそれまでできたことにミスが目立つ等
Ⅱb	(家庭外に加え)家庭内でも上記Ⅱの状態が見られる	服薬管理ができない、電話の対応や訪問者との対応など一人で留守番できない等
Ⅲ	日常生活に支障を来すような症状・行動や意思疎通の困難さが見られ、介護を必要とする	
Ⅲa	日中を中心として上記Ⅲの状態が見られる	着替え、食事、排便、排尿が上手にできない、時間がかかる。やたらに物を口に入れる、物を拾い集める、徘徊、失禁、大声・奇声を上げる、火の不始末、不潔行為、性的異常行為等
Ⅲb	夜間を中心として上記Ⅲの状態が見られる	ランクⅢaに同じ
Ⅳ	日常生活に支障を来すような症状・行動や意志疎通の困難さが頻繁に見られ、常に介護を必要とする	ランクⅢに同じ
M	著しい精神症状や問題行動あるいは重篤な身体疾患が見られ、専門医療を必要とする	せん妄、妄想、興奮、自傷・他害等の精神症状や精神症状に起因する問題行動が継続する状態等

厚生労働省:(参考)認知症高齢者の日常生活自立度:37. https://www.mhlw.go.jp/topics/2013/02/dl/tp0215-11-11d.pdf (2025.2.26.アクセス) より引用

活動の評価

BI（バーセルインデックス）

 主にセルフケアと移動に焦点を当てた、「できるADL」の評価。大まかな日常生活動作（ADL）を把握するのに役立つ。

▶ 10項目を15点・10点・5点・0点と評価する。

項目	点数	判定基準
食事	10点	自立、手の届くところに食べ物を置けば、トレイあるいはテーブルから1人で摂食可能、必要なら介助器具をつけることができ、適切な時間内食事が終わる
	5点	食べ物を切るなど、介助が必要
	0点	全介助
移乗	15点	自立、車椅子で安全にベッドに近づき、ブレーキをかけ、フットレストを上げてベッドに移り、臥位になる。再び起きて車椅子を適切な位置に置いて、腰掛ける動作がすべて自立
	10点	どの段階かで、部分介助あるいは監視が必要
	5点	座ることはできるが、移動は全介助
	0点	全介助
整容	5点	自立（洗面、歯みがき、整髪、ひげそり）
	0点	全介助
トイレ動作	10点	自立、衣服の操作、後始末を含む。ポータブル便器を用いているときは、その洗浄までできる
	5点	部分介助、体を支えたり、トイレットペーパーを用いることに介助
	0点	全介助
入浴	5点	自立（浴槽につかる、シャワーを使う）
	0点	全介助

（次ページへつづく）

項目	点数	判定基準
歩行	15点	自立、45m以上平地歩行可、補装具の使用はかまわないが、車椅子、歩行器は不可
	10点	介助や監視があれば、45m平地歩行可
	5点	歩行不能の場合、車椅子をうまく操作し、少なくとも45mは移動できる
	0点	全介助
階段昇降	10点	自立、手すり、杖などの使用はかまわない
	5点	介助または監視を要する
	0点	全介助
着替え	10点	自立、靴、ファスナー、装具の着脱を含む
	5点	部分介助を要するが、少なくとも半分以上の部分は自分でできる。適切な時間内にできる
	0点	全介助
排便コントロール	10点	失禁なし、浣腸、座薬の取り扱いも可能
	5点	時に失禁あり、浣腸、座薬の取り扱いに介助を要する
	0点	全介助
排尿コントロール	10点	失禁なし
	5点	時に失禁あり、収尿器の取り扱いに介助を要する場合も含む
	0点	全介助

Mahoney FI, Barthel DW. Functional evaluation : the Barthel Index. *Md State Med J* 1965 ; 14 : 61-65.

POINT

- 訪問看護師は、ともに利用者に関わるセラピスト(PT・OT・ST)と共有するツールとして、BIやFIM(» p.25)の理解が求められる。
- 例えば食事の項目で、BIで10点(自助具などの装着をして自立ができている)としても、FIMで自助具をしての自立は、「修正自立」として6点で自立とはならない。「できるADL」と「しているADL」の評価を、在宅(訪問または通所リハビリテーション)では、自助具の活用具合について定期的にチェックするなどの計画が見込まれる。

活動の評価

FIM（機能的自立度評価表）

 FIMは、現時点での「しているADL」の評価。「認知ADL」5項目と、「運動ADL」13項目で構成される。

▶ 各7～1点の7段階で評価する（合計126点～18点）。

自立		部分介助	介助あり		完全介助	
完全自立	修正自立	監視	最小介助	中等介助	最大介助	全介助
7点	6点	5点	4点	3点	2点	1点

運動項目													認知項目				
セルフケア						排泄		移乗			移動		コミュニケーション		社会認識		
食事	整容	清拭	更衣（上半身）	更衣（下半身）	トイレ動作	排尿コントロール	排便コントロール	ベッド・椅子・車椅子	トイレ	浴槽・シャワー	歩行・車椅子	階段	理解（聴覚・視覚）	表出（音声・非音声）	社会的交流	問題解決	記憶
計42～6点						計14～2点		計21～3点			計14～2点		計14～2点		計21～3点		
運動項目　計91～13点													認知項目　35～5点				
合計　126～18点																	

厚生労働省：（参考）日常生活動作（ADL）の指標 FIMの概要．https://www.mhlw.go.jp/file/05-Shingikai-12404000-Hokenkyoku-Iryouka/0000184198.pdf（2025.2.26.アクセス）より引用

 POINT

- FIMは、セラピスト（PT・OT・ST）が入院中または退院に向けて計画を立てるときに、評価方法として使われることが多い。

痛みの評価

FPS（表情尺度スケール）・NRS（数値的評価スケール）

 利用者に「聞かれる苦痛」を与えないよう、ポイントを絞って必要な情報を収集する。

▶ FPS（表情尺度スケール）

▶ 自分の痛みに該当する表情を選んでもらう。小児など、数値がわかりにくい利用者にはNRSよりわかりやすい。

▶ NRS（数値的評価スケール）

▶ 痛みを11段階の数値で表現してもらう。

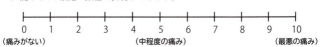

POINT

- どのような痛みなのかは、下記の順で聞くとよい。
  ① **どこの痛みが**
  ② **いつから強くなり**
  ③ **どのような痛みで**（キリキリ、ビリビリ、うずくような、重い痛み）
  ④ **薬が効くのか効かないのか**、効きが以前に比べてどうなのか
  ⑤ 痛くなったことで**何に困っているのか**

 デキナース
- 表情の変化や行動の変化も忘れずに観察する（眉間に皺を寄せている、笑わない、口数が減った、前屈みで歩いている、歩幅が小さくなった、起きるのも億劫そうなど）。

社会的機能水準の評価

GAF尺度（機能の全体的評定尺度）

評価 FPS・NRS／GAF尺度

 精神科訪問看護基本療養費ⅠおよびⅢを算定する場合、月の初日の訪問看護でGAF尺度を使って利用者の状態を評価し、値を「訪問看護記録書」「訪問看護報告書」「訪問看護療養費明細書」に記録する。

▶ 心理的、社会的、職業的機能を評価する。
▶ 上から見ていき、症状と機能の2つの指標から評価、点数がより低いほうを採用する。
▶ 採用した範囲のすぐ下の範囲も読み、該当しないことを確認する。そして採用した範囲のなかで適切な点数をつける（例：職場の対人関係に悩み、ときに仕事を休んでしまうが、相談する友人はおり、自殺の考えもないため、60～51点の間で限りなく50点に近いと考え、51点とする）。
▶ 中間値が適切であれば、その点数を採用する（例：70～61点の範囲の場合は65点）。

軽症

点数	内容
100-91	広範囲の行動にわたって最高に機能しており、生活上の問題で手に負えないものは何もなく、その人の多数の長所があるために他の人々から求められている。症状は何もない
90-81	症状がまったくないか、ほんの少しだけ（例：試験前の軽い不安）、すべての面でよい機能で、広範囲の活動に興味をもち参加し、社交的にはそつがなく、生活に大体満足し、日々のありふれた問題や心配以上のものはない（例：たまに、家族と口論する）
80-71	症状があったとしても、心理的社会的ストレスに対する一過性で予期される反応である（例：家族と口論した後の集中困難）、社会的、職業的または学校の機能にごくわずかな障害以上のものはない（例：学業で一時遅れをとる）
70-61	いくつかの軽い症状がある（例：抑うつ気分と軽い不眠）、または、社会的、職業的または学校の機能に、いくらかの困難はある（例：時にずる休みをしたり、家の金を盗んだりする）が、全般的には、機能はかなり良好であって、有意義な対人関係もかなりある

（次ページへつづく）

点数	内容
60-51	中等度の症状（例：感情が平板的で、会話がまわりくどい、時に、恐慌発作がある）、または、社会的、職業的、または学校の機能における中等度の障害（例：友達が少ない、仲間や仕事の同僚との葛藤）
50-41	重大な症状（例：自殺の考え、強迫的儀式がひどい、しょっちゅう万引する）、または、社会的、職業的または学校の機能において何か重大な障害（友達がいない、仕事が続かない）
40-31	現実検討か意思伝達にいくらかの欠陥（例：会話は時々、非論理的、あいまい、または関係性がなくなる）、または、仕事や学校、家族関係、判断、思考または気分、など多くの面での粗大な欠陥（例：抑うつ的な男が友人を避け家族を無視し、仕事ができない。子どもが年下の子どもを殴り、家で反抗的で、学校では勉強ができない）
30-21	行動は妄想や幻覚に相当影響されている。または意思伝達か判断に粗大な欠陥がある（例：時々、滅裂、ひどく不適切にふるまう、自殺の考えにとらわれている）、または、ほとんどすべての面で機能することができない（例：一日中床についている、仕事も家庭も友達もない）
20-11	自己または他者を傷つける危険がかなりあるか（例：死をはっきり予期することなしに自殺企図、しばしば暴力的、躁病性興奮）、または、時には最低限の身辺の清潔維持ができない（例：大便を塗りたくる）、または、意思伝達に粗大な欠陥（例：ひどい滅裂か無言症）
10-1	自己または他者をひどく傷つける危険が続いている（例：何度も暴力を振るう）、または最低限の身辺の清潔維持が持続的に不可能、または、死をはっきり予測した重大な自殺行為
0	情報不十分

重症

厚生労働省：GAF（機能の全体的評定）尺度．No.06別紙-1．https://www.mhlw.go.jp/shingi/2003/11/dl/s1111-2a.pdf（2025.2.26.アクセス）より引用

訪問看護でよく出会う症状と対応

こんなときどうする
熱がある

 発熱とは、一般的に腋窩温で37.5℃以上、高熱は38.0℃以上と定義される（小児も成人と同様）。1日の体温の変化は、約1℃以内といわれる。変動差が1℃以上ある場合は異常を疑う。

あなたがすること

観察
- □ 血圧／SpO_2低下
- □ 呼吸数・パターンの変化
- □ 意識レベル低下
- □ 顔色不良の有無

異常なし → 解熱対応を行い、経過観察（発熱時の対応を参照）

異常あり →

医師に報告 🚨 緊急
- 疑われる疾患別に対応する（発熱原因として考えられる疾患を参照）
上記赤字は緊急性が高い可能性があるため、みられる場合は医師に報告後、救急搬送を検討

▶ 熱型

▶ 発熱は、時間経過と発熱の程度により、いくつかの熱型に分類される。

	稽留熱	弛張熱	間欠熱
特徴	● 日内変動が1℃以内の高熱が持続する	● 日内変動が1℃以上で上下するが、37.0℃以下に下がらない	● 平熱と高熱が一定期間において交互に現れる ● 日内変動が1℃以上で平熱に戻ることもある
主な疾患	● 重症肺炎 ● 髄膜炎 ● 腸チフス ● 粟粒結核	● 悪性腫瘍 ● 敗血症 ● ウイルス感染	● 薬剤アレルギー ● マラリア ● 回帰熱

▶ 発熱の原因と考えられる主な疾患

みられる症状	原因と考えられる疾患
発熱＋咳嗽 ＋咽頭痛	風邪、インフルエンザ、新型コロナウイルス感染症（COVID-19）、肺炎、気管支炎、急性咽頭炎、扁桃腺炎、結核
発熱＋下痢・嘔吐、腹痛	急性胃腸炎、虫垂炎
発熱＋発疹	麻疹/風疹、帯状疱疹
発熱＋排尿痛＋尿の混濁や血尿	尿路感染症
その他	悪性腫瘍

発熱時の対応

項目	対応	ポイント
バイタルサイン測定	・発熱の程度以外に、血圧や血中酸素濃度を適宜測定する	・異常値が続く場合は状態悪化が懸念されるため、医師に報告し抗菌薬などを用いた治療を検討
感染症検査	・訪問診療を利用している場合は、インフルエンザ・新型コロナウイルス検査を行うか医師へ確認	・インフルエンザ・新型コロナウイルス感染症が疑われる場合は、各事業所の感染対策に沿って感染予防行動を行う（ガウン・ゴーグルの装着など）
水分補給	・こまめに水分補給を促す	・経口摂取が難しい場合は点滴の必要性を検討
クーリング	・後頭部、腋窩、鼠径部の大動脈がある部位を冷やす	・悪寒がするときや心地よさを感じない場合は、無理に行わない
解熱薬	・医師の指示のもと使用する	・定時薬ですでに内服していないか確認 ・内服間隔が短い場合は、その間クーリングで対応し、可能な時間になったら使用してよいことを伝える
喀痰吸引	・必要に応じて、吸引や喀痰を促す	・呼吸器疾患が原因の場合、痰の分泌が多くなる場合がある

POINT

- 発熱がある場合は、インフルエンザや新型コロナウイルス感染症の可能性もある。病院への搬送が必要な場合、直近の罹患時期、ワクチン接種の状況、周囲の感染者の有無が問われる場合がある。利用者本人や家族に聞ける状況の場合は、あらかじめ確認しておくとよい。

こんなときどうする
ぐったりしている

生命の危機に陥る意識障害を起こしているかを確認する。意識がなく刺激に反応がない場合は、重篤な疾患である可能性が高いため、早急に搬送が必要である。

あなたがすること

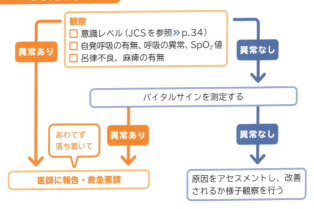

バイタルサインの異常から疑われる主な疾患

項目	状態と疑われる主な疾患
体温	**高熱**：感染症、敗血症　**低体温**：低血糖、甲状腺機能低下症
血圧	**高値**：脳疾患（頭蓋内圧亢進）　**低値**：末梢循環不全、ショック
脈拍	**頻脈**：心筋梗塞、敗血症 **徐脈**：迷走神経反射、洞不全症候群、房室ブロック
呼吸	**頻呼吸**：呼吸不全、感染症などによる発熱、不安 **大きくなる／小さくなる**：脳血管障害、心不全、薬物中毒

▶ そのほか考えられる原因と対応(一例)

転倒による頭部外傷	● 意識障害がみられた場合、医師に報告・救急要請
低血糖	● ブドウ糖または家にある砂糖などを摂取する(» p.140) ● 摂取不可な場合は医師へ報告し、病院への搬送も検討
脱水	● 経口摂取が可能な場合は水分(経口補水液やスポーツドリンク)を促す ● 摂取不可能な場合や、摂取後も改善しない場合は医師に報告 ● 往診医がいる場合は往診を依頼。在宅での輸液や病院治療について検討
低酸素、 CO_2ナルコーシス	● 医師に報告・救急要請 ● 気道を確保、痰の貯留が原因の場合は吸引 ● 在宅酸素がある場合は医師の指示に従う ● 吸引や酸素調整にて改善を試みる。医師に状況を報告しつつ、改善しない場合は救急搬送
認知機能低下	● 認知症の進行やせん妄などで、もうろうとした状態となる場合がある ● 生活リズムが乱れている場合は、日中はなるべく起きて夜間眠れる環境へ調整する ● 睡眠薬の効果により意識障害を起こしている可能性もあるため、睡眠薬の内服状況(内服時間、作用)も確認
血管迷走神経性失神	● 脳への血流が減少して失神が起きる ● 長時間の立位や緊張、ストレスで生じやすい ● 失神時は仰臥位にし、足を高く上げる。締め付けている衣類は呼吸がしやすいようゆるめる
アルコール過剰摂取	● 意識障害の改善がなく、アルコール中毒が考えられる場合は医師に報告・救急要請

JCS (Japan Coma Scale)

- 日本で使用されている意識障害の程度を評価する指標。
- 覚醒の程度を3段階に分け、そのなかからさらに3段階に分けて評価する(3.3.9度方式とも呼ぶ)。

Ⅰ 刺激しないでも覚醒している状態(Ⅰ桁で表現)

0	意識清明
Ⅰ-1	だいたい清明であるが、いまひとつはっきりしない
Ⅰ-2	見当識障害がある(場所や時間、日付がわからない)
Ⅰ-3	自分の名前、生年月日が言えない

Ⅱ 刺激で覚醒するが、刺激をやめると眠り込む状態(Ⅱ桁で表現)

Ⅱ-10	普通の呼びかけで容易に覚醒する
Ⅱ-20	大きな声、または体を揺さぶることにより開眼する
Ⅱ-30	痛み刺激を加えつつ、呼びかけを繰り返すことにより開眼する

Ⅲ 刺激しても覚醒しない状態(Ⅲ桁で表現)

Ⅲ-100	痛み刺激に対し、払いのける動作をする
Ⅲ-200	痛み刺激に対し、少し手足を動かしたり、顔をしかめたりする
Ⅲ-300	痛み刺激に反応しない

数字が大きくなるほど意識障害が重篤

R:不穏、I:尿失禁、A:自発性喪失を別に表示する(例:30-R)

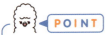

POINT

- 「0」が意識清明、数字が大きくなるにつれ重篤な状態を表す。

こんなときどうする
息が苦しい

「息が苦しい」と訴えがあった場合、換気障害か呼吸困難感かの見きわめが必要。

症状別　ぐったりしている／息が苦しい

あなたがすること

観察
- [ ] バイタルサイン（異常な呼吸パターン≫p.36）
- [ ] きっかけ
- [ ] 息切れ
- [ ] 基礎疾患
- [ ] 意識障害
- [ ] めまい（起立時、歩行時）
- [ ] 口唇・爪のチアノーゼ／冷感
- [ ] 痰の貯留
- [ ] 肺副雑音
- [ ] 心雑音、不整脈
- [ ] 体熱感

→ **異常なし**

経過観察
- [ ] 便秘や腹水などによる腹部緊満
- [ ] 不安感
- [ ] 精神疾患
- [ ] 傾聴

異常あり / **異常なし**

異常あり

医師に報告
疑われる原因別に対応する（≫p.36）

← 同様の訴えを数日後も繰り返す場合

POINT
- 十分な傾聴後も落ち着かない場合や、精神的原因ではなく身体的原因を疑う場合、電話だけでは緊急を要する状態かどうか判断できない場合は、臨時訪問する。

症状から疑われる原因とその対応

症状	疑われる原因と対応
・体温が高値 ・体熱感がある	**感染症や脱水症状など** ・随伴症状（感冒症状、尿混濁、飲水量低下など）を観察する
・SpO_2 が93％未満 ・チアノーゼ ・肺副雑音あり ・痰の貯留 ・基礎疾患（呼吸器疾患）	**換気障害** ・安楽な姿勢をとってもらう ・在宅酸素療法（HOT）中で、事前にスケール指示があっても、CO_2 が溜まっている場合は増量しない。基礎疾患やHOT導入までの過程をまず確認する ・痰の貯留が増加し、吸引器がある場合は SpO_2 をみながら吸引する ・吸入薬が処方されていて、医師より服用して良いと指示がある場合は吸入してもらう
・チアノーゼ ・末梢冷感 ・不整脈や心雑音を伴う血圧低下 ・基礎疾患（心疾患） ・浮腫増悪	**心不全** ・右心不全の場合、下肢挙上すると呼吸困難が増悪するため行わない ・意識障害を起こし死亡する可能性がある。誰か来るまでそばを離れない ・入院となる可能性が高いことを考慮しながら、医師の指示を仰ぐ
・めまい ・眼瞼結膜が白い	**貧血** ・立ったり歩いたりする必要がある場合は、転倒リスクがあるため付き添う ・輸血の指示が出る可能性があることを考慮しておく
・呼吸数の異常	**過呼吸** ・息を長くゆっくり吐くよう声をかける

異常な呼吸パターンと特徴

呼吸パターン	特徴
クスマウル呼吸	・ゆっくりとした深い規則的な呼吸
チェーン・ストークス呼吸	・呼吸数は増減し、呼吸の深さは周期的に変化する ・無呼吸→過呼吸→減呼吸→無呼吸を繰り返す
ビオー呼吸	・不規則に速く深い呼吸が突然中断して無呼吸になり、再度速く深い呼吸に戻る
失調性呼吸	・不規則な呼吸

こんなときどうする
ぼーっとしている

 本人は自覚がないこともある。医師に報告すべき根拠があるか判断し、なければ経過観察を行う。

あなたがすること

観察
- [ ] バイタルサイン
- [ ] 基礎疾患・既往疾患
- [ ] めまい（起立時、歩行時）
- [ ] 最近の食事・飲水量
- [ ] 呂律障害
- [ ] 非対称性の運動障害
- [ ] 歩行障害
- [ ] 瞳孔異常
- [ ] 血糖降下薬の使用
- [ ] 眼瞼結膜の色
- [ ] 体熱感

→ 異常なし

経過観察
- [ ] 夜間の睡眠状況
- [ ] エネルギー摂取量
- [ ] 睡眠薬の服薬状況

→ 意識障害

あり／なし

異常あり →

医師に報告
疑われる原因別に対応する
（>> p.38）

症状から疑われる主な原因とその対応

症状	疑われる主な原因と対応
● 体温が高値 ● 体熱感がある	**感染症、脱水症状** （≫p.36）
● SpO₂が93％未満 ● 基礎疾患（呼吸器疾患）	**換気障害** （≫p.36）
● 血圧低下 ● めまい（起立時、歩行時） ● 脈が触れない ● 基礎疾患（心疾患）	**心拍出量低下** ● 臥床し、下肢を頭部よりも高く上げる
下記のうち、1つでも異常がある場合 ● 血圧高値　● 呂律障害 ● 運動障害（非対称性） ● 歩行障害　● 瞳孔異常	**脳疾患** （≫p.42）
● 血圧低下 ● めまい（起立時、歩行時） ● 眼瞼結膜が白い	**貧血** （≫p.36）
● 食事摂取量が少ないのに、血糖降下薬を内服／インスリン注射を接種 ● 血糖値（BS）70mg/dL未満	**低血糖** ● ブドウ糖を摂取してもらう ● ブドウ糖を常備していない場合は糖分の入った清涼飲料水、砂糖などなるべく早くエネルギーになるものを摂取してもらう（≫p.140）

デキナース
- 睡眠薬の服薬状況を観察する際は、内服した時刻もあわせて確認する。
- 睡眠薬以外でも、眠気の副作用がある薬剤（感冒薬、アレルギー薬など）を普段より多く飲まなかったか、確認することが大切である。

こんなときどうする
気分が悪い

 ムカムカして気持ち悪い、悪心があって口にしたものを吐いたなどの場合、頭痛、胸痛、腹痛の有無を確認する。

あなたがすること

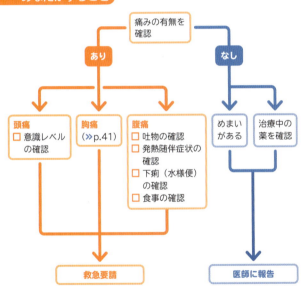

症状別　ぼーっとしている／気分が悪い

症状から疑われる主な疾患

症状	アセスメント	疑われる主な疾患
頭痛	● 脳血管障害がどこで起きているかで、意識レベルが変わる。意識が清明で、頭痛と気分不快だけのこともある。バイタルサインの変化も確認	脳血管障害、中枢系疾患
胸痛	● 激しく締めつけられるような胸痛と動悸が続くときには、救急要請し、安楽な体位をとる。バイタルサインの変化も留意する。心肺停止が起きる可能性がある	心筋梗塞、解離性大動脈瘤
嘔吐	● 血が混ざっているか確認	上部消化管出血
嘔吐 悪心	● 悪心がある(吐いた後も続いている) ● 吐物のにおいはどうか	腸閉塞(便臭)、上部消化管の炎症(酸性臭)
発熱	● 発熱をともなって、1日の経口水分摂取が1,000mLに満たない。食事も摂れていない ● 排尿回数の減少、尿量が減っていて、濃縮尿が出ている ● 口渇・発汗がみられる	脱水による電解質異常
発熱 腹痛	● 腹部の手術歴がある	急性腹症、胃腸炎、虫垂炎など炎症性疾患
腹部の手術歴 腹部の張り	● 生ものや毒を含む食べ物を食べた可能性がある	下部消化管の腸閉塞
下痢	● めまいがある	食中毒、感染性胃腸炎
その他	● がん薬物療法の治療中	良性・発作性頭位めまい症など内耳疾患
		抗がん薬など薬の副作用

こんなときどうする
頭が痛い

 利用者から頭痛の訴えがあった場合、原因を決めつけずにあらゆる可能性を考慮する。

症状別 / 気分が悪い／頭が痛い

あなたがすること

バイタル・痛みの観察
- [ ] どのような痛みか
- [ ] いつから痛いか
- [ ] 痛みの頻度、強さ
- [ ] バイタルサイン（血圧・体温）

↓

随伴症状の観察
- [ ] 悪心、嘔吐
- [ ] しびれ
- [ ] めまい
- [ ] 意識障害

あり ↓

医師に報告・救急要請
- 安静
- 外界からの刺激を遮断する

↓

脳血管障害の疑い
- 体を横にして誤嚥しない体位を取る
- FAST（≫p.42）の観察

神経感染症の疑い
- 下顎挙上し気道確保
- クーリング

なし ↓

片頭痛、群発頭痛の疑い
- 様子をみる
- 安定剤（エチゾラム、クロチアゼパム）、鎮痛薬内服

症状から疑われる主な疾患

症状	疑われる主な疾患	
● 激しい頭痛 ● 痛みの場所がはっきりしない ● 鎮痛薬を内服しても改善しない ● 意識障害、けいれん、嘔吐を伴う	脳血管障害	くも膜下出血
● 突然の頭痛 ● 徐々に痛みが強くなる ● めまい、嘔吐、片麻痺 ● 呂律が回らない、失語を伴う ● 瞳孔不同、対光反射の減弱、消失	脳血管障害	脳梗塞、脳出血
● 強い後頭部痛と首筋の硬直 ● 意識障害、昏睡 ● 幻覚、記憶障害、失語 ● けいれん発作、38℃以上の高熱	神経感染症	脳炎
● 強い後頭部痛と首筋の硬直 ● 首を振ると痛みが増す ● 悪心、嘔吐、意識障害 ● 38℃～39℃の発熱	神経感染症	細菌性髄膜炎
● 徐々に頭痛が強くなる ● 悪心、嘔吐 ● 頭部打撲(転倒・事故など)	頭部外傷	硬膜下血腫
随伴症状なし	片頭痛、群発頭痛	

脳卒中の代表的な症状・所見(FAST)

Face 顔の麻痺	Arm 腕の麻痺	Speech 言葉の障害	Time 発症時刻
● 顔の片側が下がる ● ゆがみがある	● 片腕が挙げられない、力が入らない	● 言葉が出てこない ● 呂律が回らない	● 左の症状が1つでもあれば時刻を確認

こんなときどうする
胸が痛い

  痛みの程度や種類、どのくらい持続しているかなどから、緊急性が高い状態か考慮する。

症状別 — 頭が痛い／胸が痛い

あなたがすること

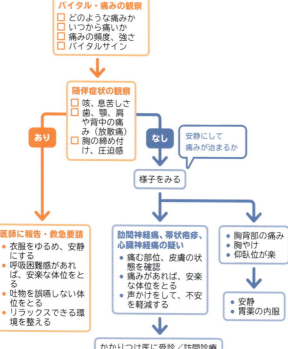

バイタル・痛みの観察
- どのような痛みか
- いつから痛いか
- 痛みの頻度、強さ
- バイタルサイン

↓

随伴症状の観察
- 咳、息苦しさ
- 歯、顎、肩や背中の痛み（放散痛）
- 胸の締め付け、圧迫感

あり / **なし**（安静にして痛みが治まるか）

→ 様子をみる

医師に報告・救急要請
- 衣服をゆるめ、安静にする
- 呼吸困難感があれば、安楽な体位をとる
- 吐物を誤嚥しない体位をとる
- リラックスできる環境を整える

肋間神経痛、帯状疱疹、心臓神経痛の疑い
- 痛む部位、皮膚の状態を確認
- 痛みがあれば、安楽な体位をとる
- 声かけをして、不安を軽減する

- 胸背部の痛み
- 胸やけ
- 仰臥位が楽

↓

- 安静
- 胃薬の内服

→ かかりつけ医に受診／訪問診療

▶ 症状から疑われる主な疾患

症状	主な疾患
• 突然の焼けつくような痛みが出現したが、15分程度で収まった • 狭心症の既往 • 労作時に出現	狭心症
• 突然胸が締めつけられるような痛みが30分以上続く • 顎や左肩に痛みがある • 嘔吐や冷や汗を伴う • 狭心症の既往 • ニトログリセリンが効かない	急性心筋梗塞
• 突然胸や背中に引き裂くような激しい痛みが30分以上続く • 血圧、脈拍に左右差あり • 手足に激痛	大動脈解離
• ショック状態（意識レベルの低下、血圧の低下）	胸部大動脈切迫破裂
• 脈拍が100回／分以上 • 呼吸音の減弱	急性肺塞栓、自然気胸
• 激しい咳嗽の後に胸痛が出現 • 呼吸困難感	腹膜炎、肺炎
• 胸の狭い範囲にチクチク、ピリピリした痛み • 針で刺すような痛い部分がはっきりしている	肋間神経痛、帯状疱疹、心臓神経痛

POINT

- 狭心症が疑われる場合、ニトログリセリン製剤を内服する。
- 急性心筋梗塞が疑われる場合、不整脈がみられたら、AEDを実施する。心停止の場合は、AEDに加え心臓マッサージを実施する。

こんなときどうする
おなかが痛い

 腹痛は緊急性の高いものから低いものまで幅広いため、腹痛が身体のどこで起こっているかを考慮する。

あなたがすること

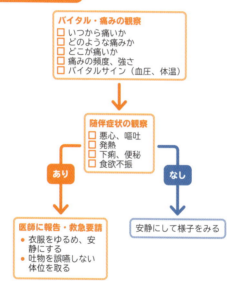

症状から疑われる主な疾患

症状	疑われる主な疾患
●腹部全体の激しい痛み ●血圧低下、ショック症状 ●悪心、嘔吐、吐血	腸閉塞、腸ねん転、消化管出血、腹膜炎、腹部大動脈破裂
●腹部から背部にかけて強い痛み ●血尿	尿路結石
●強い上腹部痛 ●血圧低下、冷や汗	心筋梗塞、狭心症
●腹部全体に差し込むような強い痛み	急性膵炎、腹膜炎、腸炎
●強い背部痛	解離性大動脈瘤
●上腹部や右季肋部に急に出現する強い痛み（油分の多い食事を摂取後）	胆石、胆嚢炎
●腹部全体に間欠的な鈍い痛み ●腸蠕動の減弱 ●排便状況の異常	便秘

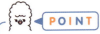

> POINT
>
> ◉ 尿の色・性状を確認し、尿路結石の疑いがあれば、安静にして水分摂取を促す。

訪問看護でよく出会う状況と対応

こんなときどうする
転倒・転落

状況別 転倒・転落

 救急要請または臨時訪問、電話で対応誘導など、意識レベルや心身の状態、連絡の相手にあわせて対応する。

あなたがすること

状態確認
- ☐ 意識レベル
- ☐ バイタルサイン
- ☐ 受傷の有無
- ☐ 頭部の場合、72時間観察（麻痺、瞳孔、悪心）
- ☐ 呼吸状態
- ☐ 疼痛、可動域

意識消失／呼吸停止 → **応急処置 救急蘇生**

応急処置後も観察継続

↓

事業所責任者・主治医・家族へ報告
発生状況、体の状況の説明

↓

必要時、医療機関の受診手配・受診同行
- 救急要請／介護タクシー手配（ケアマネジャーへ連絡）
  ＊受診拒否の場合、主治医と相談
- 受診結果の確認

↓帰宅　　　↓入院

介護タクシーの手配
帰宅後、状態観察

入院手続き
- 事業所責任者：面会、謝罪
- 賠償については後日連絡することを伝える

誠意をもって対応

 デキナース
- 転倒を繰り返す場合、チェックシート（≫p.58）などを活用して転倒リスクをアセスメントして予防に努める。
- 訪問中の場合、賠償責任保険対象事故として対応し、事業所責任者に報告書を提出することも必要となる場合がある。

こんなときどうする
救急への通報（119番）

 訪問看護師としての立場をわきまえつつ、搬送後に利用者が困らないように、という視点で動くことが大切。

あなたがすること

救急要請（119番）
- 住所、利用者の容態（観察内容）、自身が訪問看護師であることを伝える

↓

訪問調整・報告
- 次の利用者の訪問が遅れる場合、利用者へ連絡を入れておく
- 責任者や当番者に、救急対応中であることを報告する
- 訪問調整が必要なときは責任者に相談し、他の職員にも協力を仰ぐ。
- 独居の場合は、家族へ連絡し、救急搬送先の病院へ来ることができるか確認しておく。

↓

- 消防から連絡があれば、利用者の容態（観察内容）を再度伝える
- 救急車の到着までに利用者に持参してもらう物を準備する

持参物
- ☐ 保険証（生活保護受給者以外）
- ☐ 財布　　☐ 自宅の鍵
- ☐ 携帯電話　☐ お薬手帳
- ☐ 残薬　　☐ 靴　☐ 上着

↓

看護師は救急車に乗らない

救急車の到着・搬送
- 看護師の氏名や所属を聞かれたら答える
- 救急搬送してほしい病院を伝える

独居の場合 → 利用者が救急車に乗ったことを家族へ連絡する

こんなときどうする
事故対応

 交通事故（自動車・自転車）発生時は、事故現場での口約束や示談にはせず、誠意をもって対応することを心がける。事業所責任者または指名された者と連絡を取りながら対応する。

状況別　救急への通報（119番）／事故対応

あなたがすること

加害者の場合

```
①事故の続発防止処置
②負傷者の救護
③警察への通報（110番）
```
← 現場から立ち去らない

↓

事業所責任者へ連絡

↓

状況の確認・記録（相手の了承のもと、氏名・連絡先を確認）

↓

リースの場合、リース会社・自動車保険会社へ連絡

↓ 警察到着

- 実況見分の立ち合い
- 不可能であれば供述調書

← 誠意をもって対応

↓

- 被害者の救急搬送先に向かう
- けがの状況を聞き、本人と家族に謝罪する

↓ 帰社

- 保険会社へ連絡
- リース会社・自動車保険会社に事故報告書を提出

(被害者の場合)

①警察への通報（110番）
②加害者の確認
③医師の診断を受ける

事業所責任者へ連絡

状況の確認・記録

帰社 ⬇ 警察到着

保険会社へ連絡

各対応の注意点

	対応内容	注意点
加害者	事故の続発防止処置	● 他の交通の妨げにならないよう、車体を安全な場所に移動する ● 接触だけの場合も停車して、相手の安否を確認し、こちらの連絡先を伝える
	負傷者の救護	● 救急要請（119番） ● 救急車の到着まで可能な限り応急処置をする ● 状況により、病院の受診を勧める
被害者	加害者の身元の確認	● 氏名、住所、勤務先 ● 可能であれば、免許証や車検証など
	医師の診断を受ける	● 外傷がなくても必ず受けること
加害者・被害者	警察への通報（110番）	● 場所、負傷者数、負傷の程度、物損の程度を報告 ● 事故の程度が軽くても、「交通事故証明書」を発行してもらう
	状況の確認・記録	● 日時、場所、事故の状況、相手の身元 ● 目撃者の確保（必要時、同行してもらう。または連絡先を聞いておく） ● 必要であれば、写真を撮る
	保険会社へ連絡	● 訪問看護事業者賠償責任保険 ● 相手方への治療費への支払いなどは、保険会社へ相談

こんなときどうする
利用者の安否が不明

 訪問時に室内から利用者の応答がなく不在かどうか確認できない場合でも、玄関ドアを開けたりせずに、まず利用者に電話をかけて確認する。

状況別　事故対応／利用者の安否が不明

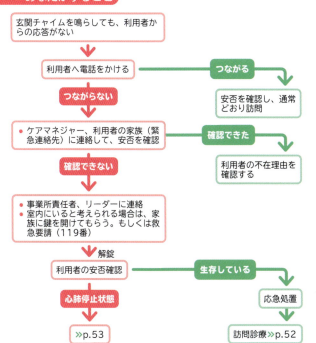

あなたがすること

- 玄関チャイムを鳴らしても、利用者からの応答がない
  - ↓
- 利用者へ電話をかける
  - **つながる** → 安否を確認し、通常どおり訪問
  - **つながらない** ↓
- ケアマネジャー、利用者の家族（緊急連絡先）に連絡して、安否を確認
  - **確認できた** → 利用者の不在理由を確認する
  - **確認できない** ↓
- 事業所責任者、リーダーに連絡
- 室内にいると考えられる場合は、家族に鍵を開けてもらう。もしくは救急要請（119番）
  - ↓ 解錠
- 利用者の安否確認
  - **心肺停止状態** → ≫p.53
  - **生存している** → 応急処置 → 訪問診療 ≫p.52

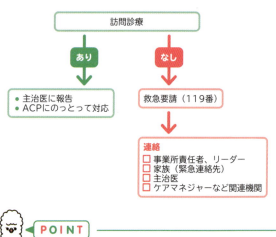

- POINT

⊙ 玄関チャイムを鳴らして反応がない場合、利用者の家の鍵が開いていても入らずに、必ず関係者に連絡する。

テキナース
- 基本的には利用者全員に対してACPをとるが、なかには難しい場合もある。
- 日々の訪問のなかで、ACPについて本人の意向は確認できるが、家族の意見と異なる場合があるため、慎重に確認する必要がある（≫p.9）。

こんなときどうする
突然死・自死・不審死に遭遇

 訪問看護では、さまざまな年齢や疾患の利用者に対応する。重症度の高い利用者や、突然死につながる基礎疾患を抱えている利用者もおり、突然死に遭遇するケースもある。訪問したときに利用者が倒れていた場合は、あわてずに関連機関へつなぐことが重要である。

状況別 利用者の安否が不明／突然死・自死・不審死に遭遇

あなたがすること

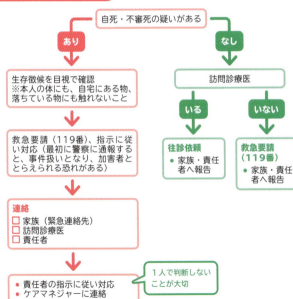

自死・不審死の疑いがある

あり
- 生存徴候を目視で確認
  ※本人の体にも、自宅にある物、落ちている物にも触れないこと
- 救急要請（119番）、指示に従い対応（最初に警察に通報すると、事件扱いとなり、加害者ととらえられる恐れがある）
- **連絡**
  - ☐ 家族（緊急連絡先）
  - ☐ 訪問診療医
  - ☐ 責任者
- 責任者の指示に従い対応
- ケアマネジャーに連絡

なし
- 訪問診療医
  - **いる** → **往診依頼**
    - 家族・責任者へ報告
  - **いない** → **救急要請（119番）**
    - 家族・責任者へ報告

1人で判断しないことが大切

こんなときどうする
警察や消防からの問い合わせ

警察や消防を名乗る人から、利用者の住所や関係者などについて、問い合わせが入ることがある。電話での問い合わせでは、個人情報保護の観点から相手を確認して対応する。

あなたがすること

▶ 電話で「〇〇署の者です。△△さんについて確認したいので教えてください」などと聞かれた際は、慌てないで対応する。

問い合わせ者に確認する内容と手順（警察の場合）

①なぜ、この番号に電話をかけたのか確認する
②相手の電話番号、警察署の部署、フルネームを聞く
③「個人情報のため今すぐには答えられないので、確認後、折り返し電話します」と伝えて、いったん電話を切る
④警察署の代表電話に電話をかける（代表電話はホームページなどで確認する）
⑤②で教わった部署に電話を回してもらい、電話をかけてきた担当者の名前と電話番号を伝えて、警察の所属と電話番号かどうか確認する
⑥確認が取れたら、②の番号に電話をかけて情報を伝える

POINT

- 警察署の固定電話（代表）は、下3桁が「110」である。
- 個人情報保護を第一に考える。
- 相手の携帯電話に折り返してほしいといわれたときでも、必ず、各署に問い合わせる（携帯電話の番号は警察署や消防署で把握している）。

活動・休息の援助

活動と介助

ポジショニング・移動介助

ポジショニングにより筋肉の緊張を緩和し、関節の変形や拘縮を予防、安楽な姿勢を保つことで、褥瘡予防、摂食嚥下機能や呼吸・循環機能の促進ができる。

▶ポジショニングの基本

- 体をねじらない
- 体とベッドの間を隙間なくうめる
- 広い接触面積で姿勢を保持
- 局所が浮かないように全体を安定
- 体圧分散をはかる

▶各ポジショニングの注意点

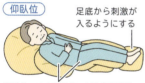

仰臥位

足底から刺激が入るようにする

仰臥位での良脚位は、上肢（肘関節）、下肢（股関節）を少し曲げた姿勢

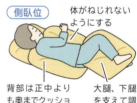

側臥位

体がねじれないようにする

背部は正中よりも奥までクッションを差し込む

大腿、下腿を支えて調整する

座位

- 端がやわらかいマットレスは端座位が安定しにくい
- 端が硬いマットレスは端座位が安定しやすい

POINT

- 在宅チームにセラピスト（PT・OT・ST）などのリハビリテーション専門職種がいるときは、積極的に相談する。

デキナース
- 体が後ろに突っ張ってしまい、徐々に仙骨で座る姿勢(仙骨座り)になることがある。車椅子などからずり落ちてしまう可能性があるので、修正をする。

①おじぎを繰り返し重心を前へ移動させ、緊張を緩和する。

②後ろから座り直しの介助をする。

ベッド背上げの方法

①寝位置の修正	ベッドの屈曲部やマットレスなどを配慮して、身体の位置を修正する
②膝上げ	滑り座りにならないように、まず膝(下肢)を挙上する
③背上げ	膝上げ後、背上げをする
④圧抜き	マルチグローブなどで背抜き、腰抜き、足抜きを行い、圧迫を解消する
⑤ポジショニング	経管栄養注入や食事などの目的に合わせて、クッションを活用し、姿勢を整える

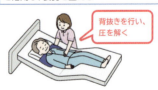
背抜きを行い、圧を解く

圧抜き
- 背中や腰または足部にかかる圧を取り除くこと。マルチグローブやビニール袋を装着した手を差し込んで、圧を抜く。

▶体がベッド足元まで下がってしまったときの対応

①ベッドを平らにする：ベッド周囲にあるものを片付けて、作業環境を整える
②スライディングシートを敷く：シーツ交換と同じ要領で側臥位になってもらい、敷き込む
③上から引っ張るまたは殿部を押す：できるときは胸の前で手を組んでもらい、声をかけながら、ゆっくり動かす

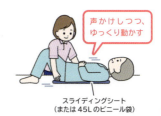

声かけしつつ、ゆっくり動かす

スライディングシート
（または45Lのビニール袋）

デキナース
- スライディングシートやマルチグローブは、実際の介護者に実演してみせたり、体験してもらえるように、バッグに入れて常に持ち歩く。

▶麻痺がある利用者の歩行介助

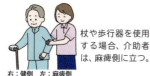

右：健側　左：麻痺側

杖や歩行器を使用する場合、介助者は、麻痺側に立つ。

デキナース
- 介助時は利用者のやや後方に立ち、周囲の状況（特に戸外の場合）や安全確保に留意する。

転倒予防

転倒リスクのアセスメント

 チェックシートでどのような転倒のリスクを抱えているのかを確認し、最小限の対策を取れるようにする。

▶ 転倒リスクチェックシート

	質問内容	転倒リスク	ポイント
1	この1年間に転倒した	①歩行能力の低下	・訪問時は外出時の様子がわからない。家族やヘルパーなどから、歩行時の様子や更衣時の様子を聞き、情報収集をする ・BIやFIMの評価も合わせて、リスクを考える
2	横断歩道を青信号の間に渡りきることができない		
3	1kmぐらいを続けて歩くことができない		
4	片足で立ったまま靴下をはくことができない	②バランス能力の低下	
5	水でぬれたタオルや雑巾をきつく絞ることができない	③筋力の低下	・主に握力の程度を確認する指標 ・何かにつかまったり、持ってみて体の支持を得るために握力だけでなく、筋力全体の力を把握する
6	この1年間に入院したことがある	④疾病による転倒リスク	・入院による筋力低下がもたらすADLの低下の有無をみる ・立ちくらみは、起立性低血圧など一時的なものなのか、生活習慣の乱れなどの自律神経失調によるものか、その頻度や起こる状況・原因を知り、対策を考える ・脳卒中後遺症の影響によりADLなどがどの程度維持できているか評価しておく（BI/IBMなど） ・糖尿病を指摘されて、運動/食事療法中の場合は、そのメニューを無理なく実施できているか、評価しておく
7	立ちくらみがすることがある		
8	今までに脳卒中を起こしたことがある		
9	今までに糖尿病といわれたことがある		

10	睡眠薬、降圧剤、精神安定剤を内服している	⑤服薬による転倒リスク	・訪問時だけではなく、内服がきちんとできているか、ふらつきがないかを時間軸でアセスメントする
11	日常、サンダルやスリッパをよく使う	⑥転倒の外的要因	・室内は、転倒しにくい靴など、脱げてしまいやすい履きものは避ける ・室外履きも歩きやすく、滑りにくいものを使用する
12	家の中でよくつまずいたり、すべったりする		・屋内の転倒が多いが、よく行う日常の動き（トイレに行く、食事をする、ベッドで寝るなど）に段差障害物がないか、確認する
13	（新聞や人の顔など）目があまりよく見えない	⑦視力・聴力の低下	・視力や聴力が低下していないか、話しかける声のトーンやテレビの音量などを意識的に観察する
14	（会話など）耳があまりよく聞こえない		
15	転倒に対する不安は大きい、あるいは転倒が怖くて外出を控えることがある	⑧転倒に対する不安とそれによる日常生活動作（ADL）の制限	・閉じこもりがちになり、外出の機会が減ると足腰の筋力が低下し、外出することで得られていたストレス緩和や他者やコミュニティーとのつながりが絶たれ、悪循環となる ・家族や周囲の協力、ケアマネジャーやサービス事業所と状況を共有し、安心して外出できる環境を整えることが必要となる

宮城県障害福祉サービス：転倒リスクチェックシート，2006．https://www.pref.miyagi.jp/documents/20047/54308_1.pdf（2025.2.26.アクセス）をもとに作成
（厚生労働省：高齢者の保健事業のあり方検討ワーキンググループ高齢者保健事業の在り方に関する専門委員会「健康度評価・健康教育ワーキンググループ」）

活動・休息　転倒リスクのアセスメント

睡眠

睡眠障害への対応

 在宅療養者は、環境の変化や基礎疾患の増悪により、睡眠障害が生じやすい。緊急性は低いが、家族・介護者にとっては大きな問題ととらえる。

▶ アセスメントのポイント

主訴	● 不眠、過眠
原因・誘因	● 睡眠自体の問題、他病態の影響 ● 概日リズムの変化の影響、薬剤の影響 ● 身体・精神機能低下、心理的・社会的な環境要因

▶ 睡眠障害12の指針

① 睡眠時間は人それぞれ、日中の眠気で困らなければ十分
② 刺激物を避け、眠る前には自分なりのリラックス法
③ 眠たくなってから床に就く、就床時刻にこだわりすぎない
④ 同じ時刻に毎日起床
⑤ 光の利用でよい睡眠
⑥ 規則正しい3度の食事、規則的な運動習慣
⑦ 昼寝をするなら、15時前の20～30分
⑧ 眠りが浅いときは、むしろ積極的に遅寝・早起きに
⑨ 睡眠中の激しいイビキ・呼吸停止や足のぴくつき・むずむず感は要注意
⑩ 十分眠っても日中の眠気が強い時は専門医に
⑪ 睡眠薬代わりの寝酒は不眠のもと
⑫ 睡眠薬は医師の指示で正しく使えば安全

内山真：睡眠障害の対応と治療ガイドライン第3版．じほう，東京，2022：2-12．より引用

 POINT

● 訪問看護では、医療者が24時間介入することが困難である。そのため、利用者・家族・介護者・多職種で役割分担し、チームで情報を共有、協力し合って解決策を導き出すことが必要。

睡眠

不眠症のアセスメント

睡眠は、日常生活をつつがなく送れているかどうかを図るバロメーターの1つ。訪問の際は、利用者がよく眠れているか、眠りを阻む物事が新たに起こっていないか必ず確認する。

不眠症のタイプ

入眠障害	寝付きが悪く、睡眠開始まで1時間以上要する
中途覚醒	夜中に何度も目が覚める。目が覚めるとなかなか眠れない
早朝覚醒	早朝に目が覚めて再び眠れない
熟眠障害	熟眠感がもてない。夢ばかり見て深く眠った気がしない

不眠症の主な原因

環境的要因	寝室の温度、照度、騒音、生活習慣、同居家族との生活リズムのずれ
精神的要因	人間関係、性格、不安傾向、焦燥感、抑うつ症状
身体的要因	疼痛、掻痒感、発汗、咳嗽、呼吸困難、不整脈、腹部症状、頻尿
薬物的要因	アルコール、たばこ、睡眠薬、抗ヒスタミン薬、ステロイド薬、中枢神経系薬剤、向精神薬
疾患	閉塞性睡眠時無呼吸、むずむず脚症候群、統合失調症、躁うつ病、せん妄、狭心症、気管支ぜんそく

POINT

- 不眠への対策は、眠れないことで生活に支障がでているかをアセスメントすることがポイント。

  例：眠れていないため座位が保持できず、デイサービスに行っても活動ができない。口に食べ物を入れたまま眠ってしまうので、飲み込みができず、食事量が低下してしまう。

- 生活への支障具合を主治医に相談して、睡眠薬の調整や、二次的に起きていることへの対応も行う。

栄養管理・食事の援助

低栄養

低栄養とフレイル

 低栄養はフレイルを招く重要な因子である。また、転倒や介護予防の観点からも、低栄養を予防することが重要である。

▶ 栄養スクリーニング判定基準

項目	低リスク	中リスク	高リスク
BMI（kg/m²）	18.5〜29.9	18.5未満	―
体重減少率（%）	変化なし （減少3％未満）	1か月に3〜5％未満 3か月に3〜7.5％未満 6か月に3〜10％未満	1か月に5％以上 3か月に7.5％以上 6か月に10％以上
食事摂取量（%）	良好 （76〜100％）	不良 （75％以下）	―
血清アルブミン値（g/dL）	3.6以上	3.0-3.5	3.0未満
栄養補給法	経口摂取	経腸栄養法 静脈栄養法	―
褥瘡	―		あり

厚生労働省：栄養マネジメント加算及び経口移行加算等に関する事務処理手順例及び様式例の提示について（平成17年9月7日 厚生労働省老健局老人保健 課長通知老老発第0907002号）．https://www.mhlw.go.jp/topics/kaigo/housyu/dl/c23.pdf（2025,2,26，アクセス）より引用

▶ フレイルの可能性

▶ 下記のような状態のとき、フレイルを疑う。

- おいしくものが食べられなくなった
- 疲れやすく、何をするにも面倒だ
- 体重が減少している

POINT

フレイルを予防するためには、下記のような食事を摂ることが大切。
- 3食しっかり摂取する。
- 1日2回以上、主食（ごはん、パン、めん類）、主菜（肉、魚、卵、ダイズ料理）、副菜（野菜、キノコ、イモ類、海藻）を組み合わせて摂取する。
- いろいろな食品を摂取する。市販の惣菜やレトルト食品、缶詰も活用する。

フレイル
- フレイルとは、加齢にともない体や心の働き、社会的なつながりが弱くなった状態のこと。そのまま放置すると、要介護状態になる可能性があるため、早めに気付き、適切な取り組みをすることで、フレイルの進行を予防できる。
- フレイルを予防するためには食生活だけでなく、口腔ケアや運動、社会参加が大切である。

低栄養

タンパク質の摂取

 高齢者の場合は、タンパク質が不足しやすい。1日3回の食事で、タンパク質が豊富に含まれる肉や魚、大豆製品を取り入れるとよい。

▶ タンパク質を多く含む食品

	食品	タンパク質の量
主食	食パン1枚(6枚切)	5.6g
	ごはん普通盛り(150g)	3.8g
主菜	鮭(75g)	16.7g
	豚肉ロース(50g)	11.4g
	豆腐1/4丁(80g)	5.3g
	焼きちくわ1/2本(28g)	3.4g
牛乳・乳製品	牛乳1杯(200mL)	6.6g
	プロセスチーズ1個(15g)	3.4g
	ヨーグルト1カップ(70g)	3.0g

厚生労働省:食べて元気にフレイル予防:9.
https://www.mhlw.go.jp/content/000620854.pdf(2025.2.26.アクセス)をもとに作成

POINT

- 高齢者はタンパク質が不足すると筋肉量が低下し、フレイルになりやすくなる。フレイルを予防するには、シニア世代も若年層と同じ量のタンパク質を摂取することが必要。

▶ 高齢者に必要なタンパク質の食事摂取基準

(推奨量:g/日、目標量:%エネルギー)

性別	推奨量	目標量
男性	60	15~20
女性	50	15~20

厚生労働省:「日本人の食事摂取基準(2025年版)」策定検討会報告書. 2024:103.
https://www.mhlw.go.jp/content/10904750/001316462.pdf(2025.2.26.アクセス)をもとに作成

摂食嚥下

摂食嚥下機能の評価

 利用者自身の食べる意欲を確認する。摂食嚥下機能を評価し、食べられない原因を探る。口腔ケア時には、嚥下反射の有無を観察する。とろみをつける場合は、とろみの強さを統一する。

嚥下機能のアセスメント

評価項目	内容
食べられない原因	・口腔の状態、環境、認知機能などの食べる機能を評価して、食べられない原因を探る ・義歯が合わない、腕が上がらない、好き嫌い、姿勢やテーブル・椅子の高さなど、さまざまな原因で食べられないことがある ・義歯が合っていない場合は、歯科に調整を依頼する
何度か評価する	・利用者に食べたいという意思があるならば、何度か評価することも大切
嚥下反射の有無	・口腔ケア時にむせたり咳をしたりする場合は、嚥下反射があると考える ・誤嚥の危険がある場合は、吸引器を用意する ・好みの液体を口腔ケアに取り入れると、むせが少なくなる
発声	・経口摂取後に声を出してもらい、嗄声になっていないか確認する ・嗄声になっている場合は、何も口に入れないで飲み込んでもらうか、ゼリーを一口飲み込んでもらい、喉に残らないようにする

高橋文代:摂食嚥下機能のアセスメント.医療法人財団健和会訪問看護ステーション編:訪問看護アイデアノート.照林社,東京,2021:115.をもとに作成

とろみの目安

とろみの強さ	+	++	+++	++++
とろみのイメージ	フレンチドレッシング状	とんかつソース状	ケチャップ状	マヨネーズ状
とろみ調整食品使用量の目安	← 1g →	← 2g →		← 3g →

日本介護食品協議会：とろみ調整食品のとろみ表現に関する自主基準.
https://www.udf.jp/about_udf/section_05.html（2025.2.26.アクセス）より引用

デキナース
- お湯でとろみをつけると味が薄くなる。だし汁でとろみをつけると、塩分を増やすことなく旨味で食べやすくなる。

経腸栄養剤にとろみをつける方法

▶ 二度混ぜ法

①とろみ調整食品を入れ、30秒ほど混ぜる
②10分ほど置き、再度よく混ぜる

▶ ゼラチンを用いる方法

①電子レンジ対応の容器に粉末ゼラチン5gを入れ、その後に経腸栄養剤（エンシュア）50mLを入れて全体が均一になるくらい混ぜる。
②電子レンジで10秒程度加熱し、よく混ぜる。数秒ずつ加熱してゼラチンが溶けるまでかき混ぜる（沸騰させない）。
③残りのエンシュアを容器に入れ、均一になるまでよく混ぜる。ゼラチンの塊がないことを確認して冷蔵庫へ入れて冷やし固める。小分けにして冷蔵庫に入れてもよい。

摂食嚥下

オーラルフレイル

 嚥下機能などの口腔の機能が衰えること。食生活に悪影響を及ぼすだけではなく、早期の老化のサインといわれており、放置すると全身の機能低下につながる。

オーラルフレイルのサイン

- 歯が減った
- 硬いものを噛めなくなった
- 口腔内が乾燥する
- むせる
- 滑舌が悪くなった

オーラルフレイル予防のポイント

ポイント	具体例
口の機能を維持する	・口や舌を積極的に使う ・嚥下体操をする（》p.68）
口腔内を清潔に保つ	・歯みがき、入れ歯みがきをする
歯科検診を受ける	・定期的に受診し、検査を受ける
食事に気をつける	・バランスのよい食事をとる ・噛み応えのあるものを食べる

オーラルフレイルのチェック項目（OF-5）

項目	質問
残存歯数減少	自身の歯は何本あるか （さし歯や金属を被せた歯は自身の歯として数える。インプラントは数えない）
咀嚼困難感	半年前と比べて固いものが食べにくくなったか
嚥下困難感	お茶や汁物などでむせることがあるか
口腔乾燥感	口の渇きが気になるか
滑舌低下 （舌口唇運動機能の低下）	普段の会話で、言葉をはっきりと発音できないことがあるか

日本老年医学会，日本老年歯科医学会，日本サルコペニア・フレイル学会：オーラルフレイルに関する3学会合同ステートメント．老年歯学 2024；38（4）：89. https://www.jstage.jst.go.jp/article/jsg/38/supplement/38_86/_pdf/ － char/ja（2025.2.26.アクセス）より一部引用

摂食嚥下

嚥下機能維持訓練

 オーラルフレイルの予防や、入院中絶飲食だった利用者の嚥下能力回復に有効。

▶ 嚥下体操の例

深呼吸	●おなかに手を当てて腹式呼吸、口すぼめ呼吸をする
首・肩の筋肉ほぐし	●肩を耳につけるようにグッと上げてストンと落とす ●肩甲骨を動かすように大きく肩回し ●首回し ●首を左右・上下に傾けマッサージ
口腔周囲の筋肉の体操	●口を大きく開けて「あ」「い」「う」「え」「お」と発音する ●頬を膨らませる・凹ませる ●右の頬だけ膨らませる・左の頬だけ膨らませる
舌の運動	●舌をベーっと出して上下・左右に動かす　●口を閉じて口腔内を舌で時計回り・反時計回りになめる
嚥下	●口腔内にたまった唾を飲み込む
発声訓練	●口を大きく開けて「ぱ」「た」「か」「ら」と発音する ●童謡を1、2曲歌う

POINT

- 目には見えないが、高齢者は年齢とともに少しずつ嚥下機能が低下していく。機能維持のために、食前に嚥下体操を継続することが望ましい。

口腔周囲および唾液腺のマッサージ

▶ 自分で嚥下体操を行えない利用者には、他動的に筋肉をほぐす。

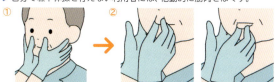

①顎関節に母指球を当て、第2指と3指で耳介をはさむようにして頰を包み込む。耳下腺、顎下腺を刺激しながら頰全体の筋肉をゆっくり動かす。
②口輪筋の柔軟性を確認しながら上口唇、下口唇をやさしく動かす。

アイスマッサージ

▶ 利用者の好きな果物の汁やパイナップルの汁をガーゼに含ませ、割り箸などに巻いて凍らせたアイスバーを作っておく。口腔ケア後、アイスバーで舌、口蓋、舌根を拭う。

アイスバー

> **POINT**
>
> ⦿ オーラルフレイルの状態から、予防対策をすることで、健康な口の状態へ戻すことができる。逆に放置すると、低栄養や全身のフレイルにつながるリスクがある。
> ⦿ 義歯の調整やう歯の治療が必要な場合は、歯科を受診してもらう。訪問歯科と連携して対応することで、算定できる加算もある（在宅患者連携指導加算）。

摂食嚥下

ユニバーサルデザインフード・栄養補助食品

食べられる固さ、飲み込める形状、足りない栄養素を評価して利用する。利用者の食べたい気持ちを受け止めて、どうしたら食べられるかを一緒に考え、食べる楽しみを支援する。

ユニバーサルデザインフードとは
▶ 日常の食事から介護食まで幅広く使える、食べやすさに配慮した食品。

選び方のめやす

区分	容易にかめる	歯ぐきでつぶせる	舌でつぶせる	噛まなくてよい
かむ力の目安	かたいものや大きいものはやや食べづらい	かたいものや大きいものは食べづらい	細かくてやわらかければ食べられる	固形物は小さくても食べづらい
飲み込む力の目安	普通に飲み込める	ものによっては飲み込みづらいことがある	水やお茶が飲みづらいことがある	水やお茶が飲み込みづらい
かたさの目安	ごはん〜やわらかごはん	やわらかごはん〜全がゆ	全がゆ	ペーストがゆ

日本介護食品協議会：ユニバーサルデザインフードとは.
https://www.udf.jp/outline/udf.html（2025.2.26. アクセス）をもとに許諾を得て作成

栄養補助食品（一例）
▶ 1日に必要な栄養素を補助することを目的とした食品。

医師が処方するもの	● エンシュア・リキッド（アボットジャパン合同会社） ● エンシュア・H（アボットジャパン合同会社） ● エネーボ配合経腸用液（アボットジャパン合同会社） ● イノラス配合経腸用液（株式会社大塚製薬工場）
市販のもの	● 明治メイバランス（株式会社明治） ● エンジョイクリミール（森永乳業クリニコ株式会社）
ゼリー飲料 （水分が取れないときなどに利用する）	● inゼリー（森永製菓株式会社） ● カロリーメイト ゼリー（大塚製薬株式会社）

経鼻経管栄養

経管トラブル

 経鼻経管栄養は、摂食嚥下障害などで必要な栄養を経口摂取できない場合に行う。利用者と家族のQOLを考えて支援する。

経鼻経管栄養の注意点

チューブ先端部の確認	・チューブの先端が胃に入っているか、注入前に胃液を吸引するか、空気を注入し胃内の空気音を聴取して確認する
チューブの詰まり	・薬剤を懸濁して投与する場合、あらかじめ薬剤師に相談する（適さない薬剤を注入すると、詰まりの原因となる）
懸濁に注意が必要な薬剤	・酸化マグネシウム：錠剤で懸濁する。マグミット（錠剤・細粒どちらでも可）に処方変更を相談する（溶解性・通過性が高いため） ・ランソプラゾール（タケプロンOD）：常温の水で懸濁

チューブの固定

▶ 自己抜去の恐れがない場合

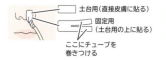

▶ 自己抜去の恐れがある場合

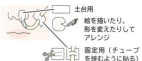

胃瘻の注意点

注入前の確認	・胃瘻から滲出液が出るため、肉芽や埋没の有無、チューブを回転させて稼働を確認する
チューブの詰まり	・薬剤を懸濁して投与する場合、あらかじめ薬剤師に相談する（適さない薬剤を注入すると、詰まりの原因となる）
瘻孔の清潔	・毎日洗うと滲出液が減少する ・滲出液がある場合は、Yガーゼ・ティッシュペーパー・キッチンペーパーなど家にあるものを挟み、適度に交換して皮膚障害を防ぐ

栄養

ユニバーサルデザインフード・栄養補助食品／経管トラブル

食事指導

糖尿病の食事療法

 糖尿病の治療では、食事療法と運動療法を主として行い、血糖値が変わらない場合、薬物療法を行う。

▶ 食事療法のポイント

食事	● 1日3食バランスよく食べる ● 医師の指示（摂取カロリーなど）を守る ● 食事は同じ時間に摂り、規則正しい生活をする ● ゆっくりとよく噛んで、腹八分目でやめる ● 外食などはカロリーが高いため、全体のバランスを考えて利用する
間食	● 夕食後は間食などを摂らない ● 医師と相談して量・摂り方を決める

▶ 上手な間食の摂り方

▶ 間食のデメリットを利用者と共有し、利用者自身が目標を立てられるように一緒に考えて支援する。

- 菓子を買うときは、栄養成分表示（エネルギーなど）を見て選ぶ
- だらだら食べずに、量を決めて食べる（80kcal前後など）
- ミニサイズを選ぶなど、個包装に分かれた食べきりサイズを用意する
- 少量を味わって、ゆっくり食べる
- 夕食後は避け、日中に食べる
- 菓子は目につく所に置かないようにする
- 間食後は買い物に出かけるなど、運動を行う

国立国際医療研究センター 糖尿病情報センターホームページ：糖尿病の食事のはなし（実践編）．https://dmic.ncgm.go.jp/general/about-dm/040/030/02-2.html#01（2025.2.26.アクセス）より引用

透析患者の食事療法

食事指導

 慢性腎臓病（CKD）になると、血液の中にある老廃物や水分を自分の力で体の外に出せなくなる。日常生活を送れなくなり、生命の維持ができなくなるような場合は、人工透析が必要になるため、透析患者は食事に気をつけなければならない。

▶ 食事療法のポイント

塩分を控える	● 透析患者に限らず、腎不全の患者は塩分制限が大切 ● 塩分制限により腎臓を守るだけでなく、**心臓、脳、血管などへの合併症を防ぐことができる** ● 塩分を多く含む食品 うどん・そば・ラーメンなどの汁物類、漬物、インスタント食品やレトルト食品、練り物、ハムなどの加工食品類、たらこなどの魚卵、みそやしょうゆなどの調味料　など
エネルギーを十分にとる	● エネルギーが不足すると、体内のタンパク質が代わりに利用され、筋肉量が減少する ● **炭水化物や脂質を摂取する**
タンパク質を控える	● タンパク質の過剰摂取は腎臓に負担をかけるため、**タンパク質摂取は1.3g/kg（標準体重）以下とする** ● 過度なタンパク質制限は栄養失調を引き起こす原因になるため、医師や栄養師の指示に従う
水分を控える	● 水分は食事の中にも含まれている。水分制限量を医師に確認する ● 体重増加量を確認する ● 水分が多く含まれる食品 おかゆ、うどん、こんにゃく、豆腐、きゅうり、トマト、大根、ほうれん草、果物　など

（次ページへつづく）

リンを控える	● 腎不全の場合、血中にリンがたまり、血液中のカルシウム濃度が低くなる。体はバランスを保つために骨からカルシウムを取り出すため、骨が脆弱になる ● リンを制限することで、高リン血症を防ぎ、骨の健康を維持することができる ● 医師からリン吸着薬を処方されている場合、**内服忘れに注意し、内服時間を守る** ● リンを多く含む食品（避けたほうがよいもの） 乳製品：牛乳、チーズ、ヨーグルト　など 骨ごと食べられる魚：シシャモ、しらす干し　など 魚卵：たらこ、すじこ　など 加工食品：ハム、ソーセージ　など
カリウムを控える	● 腎不全が進むと体内のカリウムを排泄できなくなり、高カリウム血症になる ● 高カリウム血症は致死的な不整脈を引き起こす可能性があるため、カリウムを多く含む食品に注意する ● カリウムが多く含まれる食品 いも類：じゃがいも、さつまいも、さといも、やまといも　など 豆・種実類：あずき、大豆類、納豆、豆腐、落花生、栗など 果実類：アボカド、バナナ、キウイ、メロン、ブドウなど 野菜類：ほうれん草、小松菜、かぼちゃ、ブロッコリー、たけのこ　など 魚・肉類：豚肉、鶏肉、鶏肉、アジ、サケ、カツオ、カキ　など

> POINT
>
> ● 野菜はゆでこぼしたり水にさらすとカリウムを抑えられる。また、果物は生は控えて缶詰を利用する。

豆知識 人工透析

腎臓機能の低下によって血液のろ過を行えなくなった人に、人工的な方法（下記）で血液から老廃物や余分な水分を排出する。

透析方法による違い

方法	特徴	治療回数・時間
血液透析	● 動脈と静脈を皮下でつなぎ合わせて、太い血管（シャント）を造設する ● シャントから血液を取り出し、ダイアライザーと呼ばれる透析器（人工膜）を介して余分な水分や老廃物を取り除く。同時に必要な物質を補充して、きれいになった血液を再び体内に戻す方法	● 通院は週2～3回 ● 治療時間は1回あたり4～5時間程度
腹膜透析	● 利用者の腹膜を使って、体内で血液をきれいにする治療法 ● 腹腔内に透析液を一定時間入れておくと、腹膜を介して血液中の余分な水分や老廃物が透析液側に移動するため、その透析液を体の外に出すことで血液をきれいにする ● 透析液を出し入れするため、腹腔内に直径5～6ミリほどのカテーテルを埋め込み、カテーテルの端は体の外に出しておく必要がある ● カテーテルの出口部は細菌による感染症を起こしやすいため、利用者自身の自己管理が必要	● 透析液の交換は、1日4回程度、利用者自身や介護者が自宅や職場で行う ● 睡眠中に、機械を用いて自動的に透析液を交換する方法もある ● 通院は月に1～2回で済む

栄養

透析患者の食事療法

排泄

排泄方法

排泄方法の選択

 日常生活自立度(» p.21)は利用者それぞれで違っており、トイレまで歩行が可能な利用者もいれば、寝たきりの利用者もいる。身体機能、環境、介護の状況を検討し、1人1人にあった排泄方法を選択する。

排泄能力のアセスメント

- 排泄能力は、障害や加齢とともに低下していく。
- 誰にでも起こる現象であるが、排泄は自尊心に大きく関わるため、本人の自尊心に考慮したケアが大切である。
- 利用者が自立できる部分まで奪ってしまわないように、注意しながら支援する。

排泄方法の主な選択肢

方法	選択のめやす	ポイント
トイレ	・介助があればトイレまでの移動が可能な場合	・立ち上がり、転倒予防のための手すりがあると便利
ポータブルトイレ	・トイレまでの移動が困難だが、座位保持が可能な場合	・寝室など、トイレ以外に設置することができる
尿器・便器	・起き上がりが難しい場合、ポータブルトイレまで間に合わない場合に使用することが多い	・尿器は男性用・女性用がある
おむつ	・尿意・便意がない、もしくは尿器・便器の使用が困難な場合	・パンツタイプとテープ式がある。尿とりパッドと組み合わせて使用する

 POINT

- ポータブルトイレのレンタルは介護保険の適用外。特定福祉用具として原則1～3割負担で購入できる。

排泄方法

おむつ・尿とりパッドの選択

 歩行することが多い場合は**パンツタイプ**、ベッド上で過ごすことが多い場合は**テープ式**のおむつを使用するなど、ADLに合わせて選択する。

▶ おむつの選択例

> トイレまで歩行できるが失禁もある場合や、拭き残しがあり下着が汚れてしまう場合など。

1人で外出できる	尿とりパッドのみ、またはパンツタイプ（超薄型）
1人で歩ける	パンツタイプ（薄型）
介助があれば歩ける	パンツタイプ（薄型～長時間）
介助があれば立てる、座れる	パンツタイプ（長時間）、テープ式・パンツタイプ併用
寝て過ごすことが多い	テープ式

POINT

- 体型に合ったおむつを使用する。大きすぎるおむつは漏れにつながる。

▶ 尿とりパッドの吸収量

- 尿とりパットはテープ式・パンツタイプのおむつと併用することで、おむつの交換頻度を減らすことができる。
- 交換の回数、尿量に応じてパッドを選択する。
- 吸収量目安（1回分の排尿量を150mLとして換算）

交換回数	尿量
約2回分	約300mL
約3回分	約450mL
約4回分	約600mL
約5回分	約750mL
約6回分	約900mL
約7回分	約1,000mL

排便

排便のアセスメント

排便には人それぞれのパターンがあり、毎日出る人もいれば2、3日おきに出る人もいる。その人の排便パターンを知り、どんな問題が起きているのかを探る。

ブリストル便性状スケール

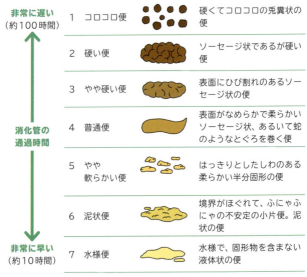

非常に遅い（約100時間）	1	コロコロ便	硬くてコロコロの兎糞状の便
↑	2	硬い便	ソーセージ状であるが硬い便
	3	やや硬い便	表面にひび割れのあるソーセージ状の便
消化管の通過時間	4	普通便	表面がなめらかで柔らかいソーセージ状、あるいて蛇のようなとぐろを巻く便
	5	やや軟らかい便	はっきりとしたしわのある柔らかい半分固形の便
↓	6	泥状便	境界がほぐれて、ふにゃふにゃの不安定の小片便。泥状の便
非常に早い（約10時間）	7	水様便	水様で、固形物を含まない液体状の便

Lewis SJ, Heaton KW. Stool form scale as a useful guide to intestinal transit time. *Scandinavian J Gastroenterology* 1997；32（9）：920-924.

▶便性状ごとの原因と対応

ブリストル 便性状	対応
1・2 硬い便	原因：食物繊維や水分不足、食事摂取量の低下、運動不足 対応：ヨーグルトなどの発酵食品、食物繊維を摂る。水分を多めに摂取する。適度に運動する
3〜5 理想的な 硬さ	対応：1〜2、6〜7の対応方法を参考に排便リズムを整える
6・7 軟便〜 下痢便	原因：香辛料や脂質が多いものの食べ過ぎ、体の冷え、水分摂取の過剰摂取 対応：脂質が多い食べ物や香辛料の食べ過ぎは控える、冷たいものの摂取や体の冷えを避ける、規則正しい生活を意識する

POINT

- 下記の症状がある場合、医師に報告する。
- 腹部の触診で**筋性防御・反跳痛**があるとき
- 下痢や出血が続いているとき
- 下剤や浣腸の使用が必要と思われるとき。薬剤検討を依頼する

デキナース
- 1人1人の排便パターンを把握するためには、日誌やカレンダーに、排便があった日を記録するとよい。

ココ知り

筋性防御
- 腹部を圧迫すると腹壁が緊張して硬くなること。腹膜に炎症が疑われる。

反跳痛
- 腹壁を押してから離したときに、鋭い痛みが生じる。腹膜に炎症があると起こる症状の1つ。

排便

便秘の分類

何日便が出ないから便秘、という明確な定義はない。排便には毎日〜数日おきの人もおり、個人差がある。便が数日でなくても苦痛症状がなければ便秘とすぐには断言できない。

▶便秘の定義
▶ 便通異常症診療ガイドライン2023[2]では、「本来排泄すべき糞便が大腸内に滞ることによる兎糞状態・硬便、排便回数の減少や、糞便を快適に排泄できないことによる過度な怒責、残便感、直腸肛門の閉塞感、排便困難感を認める状態」を便秘としている。

▶便秘のアセスメント・ケア
▶ 排便がなく、腹痛や腹部膨満感、食欲低下など苦痛がある場合は、排便を促し苦痛を改善するよう対応する。
▶ 日々の訪問のなかで1人1人の排便状況をアセスメントし、苦痛が起きている部分を除けるようケアする。

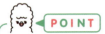

- 器質性便秘症で強い腹痛、嘔吐がある場合は、医師の診察を依頼する。腸管出血、腹腔内炎症や穿孔のおそれがあるため、安易に浣腸は使用しない。
- 下剤を使用すると、腸管が傷つき症状が悪化するおそれがある。強い腹痛や嘔吐、血便がみられた際は医師に報告する。

主な便秘症の原因と対応

便秘症の分類	原因と対応
器質性便秘症 狭窄性　　　　非狭窄性	● 腸の疾患（大腸がん・虚血性大腸炎など）を原因とする、腸管や腸管以外の炎症、腫瘍などにより腸内容物の通過障害が起こる便秘 ● 狭窄性および非狭窄性に分けられる 対応 水分や食物繊維を多めに摂取し、適度な運動を行う
機能性便秘症（大腸通過正常型） 	● 大腸の便を送る機能は正常だが排便回数が減少する便秘 ● 食事摂取量の減少や食物繊維の摂取不足などが原因 ● 便量が減ってしまい排便回数が減少、硬便となり排便困難となる 対応 食事量の確保、食物繊維摂取を行う
機能性便秘症（大腸通過遅延型） 	● 大腸の便を送る機能が低下し、排便回数や排便量が減少する便秘 ● 原因がはっきりしない特発性、他疾患、薬剤性など、さまざまな原因がある 対応 規則正しい生活、適度な運動を行い、整腸薬や下剤を適切に使用する

排便

便秘と生活習慣

便秘症の改善には、薬剤を使用する前にまず生活習慣の改善を試みる。生活リズムを整えることで、排便を規則正しく行うことにつながる。

▶ 生活習慣の改善方法

方法	効果
1日3食を規則正しく摂取する	● 特に朝食は体内リズムを整え、胃や腸を刺激し、排便反射を促しやすくする
バランスのよい食事	● 食物繊維を摂取することができる
水分をしっかりとる	● 便がやわらかくなり、排便がしやすくなる
朝食後にトイレに座る習慣をつける	● 排便習慣が整えられやすくなる
適度な運動を行う	● 腸の動きが促される

▶ 食物繊維の摂取目標量(1日あたり)

男性(18〜64歳):**20〜22g以上**
女性(18〜64歳):**18g以上**

厚生労働省:「日本人の食事摂取基準(2025年版)」策定検討会報告書,2024:144. https://www.mhlw.go.jp/content/10904750/001316585.pdf(2025.2.26.アクセス)より引用

POINT

● 便秘症の種類によっては、食物繊維を多く摂取すると症状が悪化する可能性があるため注意が必要。専門医の指示に従う。

▶ 食物繊維の種類

	水溶性食物繊維	不溶性食物繊維
作用	便をやわらかくする	便の量を増やし腸管を刺激、腸の蠕動運動を活発化させる
多く含まれる食物の例	昆布、わかめ、もずく、ひじき、りんご、バナナ、桃、いちご、ごぼう、オクラ、にんじん、納豆、きな粉	枝豆、しそ、生姜、さつまいも、きくらげ、しめじ、干し椎茸、インゲン

排便

浣腸

グリセリン浣腸は、腸管壁の水分を吸収し、刺激作用により腸蠕動を亢進させる。また、便をやわらかくする効果がある。

浣腸の禁忌

腸管内出血、腹腔内炎症のある患者、腸管に穿孔又はそのおそれのある患者	腸管外漏出による腹膜炎の誘発、蠕動運動亢進作用による症状の増悪、グリセリンの吸収による溶血、腎不全を起こすおそれがある
全身衰弱の強い患者	強制排便により衰弱状態を悪化させ、ショックを起こすおそれがある
下部消化管術直後の患者	蠕動運動亢進作用により腸管縫合部の離解をまねくおそれがある
吐気、嘔吐又は激しい腹痛等、急性腹症が疑われる患者	症状を悪化させるおそれがある

健栄製薬株式会社：ディスポーザブル グリセリン浣腸剤 グリセリン浣腸液50%「ケンエー」添付文書. 2022：1. より引用

浣腸の手順

①左側臥位に姿勢を整える。リネン汚染を避けるため、体の下にビニールシートまたはビニール袋を敷く
②浣腸前に、直腸に便がたまっていないか確認する
　※便で腸が張っているときの浣腸は、直腸穿孔のリスクがある。そのため、必ず浣腸前に摘便を行う
③チューブ先端に潤滑剤を塗り、ストッパーは6cm以下、安全に考慮し5cmに合わせる。15～30秒かけて注入する
④注入後は、3～10分ほどがまんし排便してもらう
　※がまんできる時間は個人差があるため、できる範囲でよい

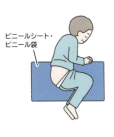
ビニールシート・ビニール袋

- 浣腸時の体位は、肛門→直腸→S状結腸→下行結腸まで浣腸液が流れやすい姿勢となるため、左側臥位にする。
- 立位での浣腸は、直腸前壁にチューブ先端が当たりやすく、穿孔のリスクがあるため行わない。

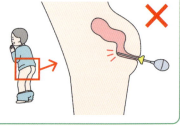

- 浣腸液は室温程度に温める。温度が高いと、粘膜を痛める恐れがある。
- カテーテルを挿入する際、肛門部が閉まっていると傷つけてしまったり、痛みが出てしまう。緊張を解いて体の力が抜けるよう、深呼吸を促すとよい。

浣腸後の観察

▶ 浣腸を実施後は、めまい、悪心、顔色不良の有無を観察する。
▶ 必要に応じて、バイタルサインを測定する。

排便

摘便

摘便は、直腸に便がたまっていて自力で排便できないときに行う手技。肛門に指を入れて便を出す方法であり、痛みを伴うことも多いため、安楽に実施できるよう心がける。

摘便の手順

① 手袋を装着する（二重装着がおすすめ）
② 示指に潤滑剤をたっぷり塗布する
③ 何度か肛門の表面をほぐし、緊張をとる
④ ゆっくりと肛門内に指を進める
⑤ 便の性状にあった摘便を行う

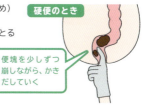

硬便のとき

便塊を少しずつ崩しながら、かきだしていく

摘便のコツ

▶ 腹側から背中側の向きに圧をかける。
▶ 腹側の直腸壁は穿孔しやすいため、圧迫しない。
▶ 指の動きで痛みがある場合は、かきだすスピードや指の角度をゆるめてやさしく行う。
▶ 肛門括約筋の力が低下している場合、グリセリン液を保持できず、肛門から漏れてしまうことがある。その場合は、固形の坐薬の使用を検討する。

摘便の注意点

▶ 痔がある利用者については、基本摘便を行わずに医師の指示を受ける。
▶ 痛みがある場合は、穿孔の可能性もあるため、反跳痛などがないかよく観察する。
▶ チューブの先端がつかえて挿入できない場合、直腸壁に当たっていることがある。粘膜を傷つけたり、穿孔の恐れがあるので、無理にチューブを進めない。

排泄／浣腸／摘便

 POINT

⦿ 摘便時に下記の症状がある場合、医師に報告する。
- 出血がある。
- 腹部に圧痛や筋性防御、反跳痛がある。
- 摘便をいったん中止しても、痛みが強い・痛みが治まらない。

排尿

排尿のアセスメント

 訪問の際に、日ごろの状態と比べて色、性状、量に異常がないか常に観察する。異常が疑われるときは、検査や治療が必要な場合があるため、医師へ報告する。

尿量の分類（異常） 　正常の場合、成人で1,000～2,000mL/日

分類	尿量	原因
多尿	2,500～3,000mL/日以上	病的：糖尿病、尿崩症、水中毒など 非病的：水分の多量摂取、利尿作用が高いコーヒーやお茶などの摂取など
乏尿	400mL/日以下	腎障害、心不全、尿路閉塞、脱水など
無尿	100mL/日以下	尿路通過障害、前立腺肥大症、前立腺癌、神経因性膀胱など

尿性状の例（異常） 　健康な人の尿の色は淡黄色～淡黄褐色

尿の色		原因
水様透明		水分過多、尿崩症、糖尿病など
白濁		膀胱炎、腎盂腎炎など
褐色		脱水症状、ヘモグロビン尿など
赤色		血尿、尿路結石症など
赤褐色		横紋筋融解症など

※色はイメージ

POINT

- 尿のにおいが強いときは、感染の疑いがある。色だけではなく、においも確認する。
- 尿道カテーテル挿入中は特に感染のリスクが高いため、早期発見に努める。

排尿

尿道カテーテルの適応と交換

カテーテルを尿道から膀胱へ挿入し、膀胱内に留置して尿を排出する。尿路感染症の発生を防ぐために、日々挿入部の清潔を維持することが大切である。

尿道カテーテルの適応

- 前立腺肥大・尿道狭窄など尿路障害がある場合。
- 泌尿器系の疾患による、尿閉や排尿が困難な場合。
- 排尿量の確認管理が必要な場合。

尿道カテーテルの交換方法

男性	・尿道の長さは約16〜18cm。尿流出後、さらに2cmほど進めバルーンを膨らませる ・前立腺肥大がある場合は、挿入の際に損傷する可能性がある。男性は医師が行うことが望ましい
女性	・尿道の長さ3〜4cm。カテーテルを挿入し尿が排出されたら、さらに2〜3cm奥に進めバルーンを膨らませる。そのためカテーテルの挿入は4〜6cmほどにする

尿道カテーテル交換時の注意点

- 尿道カテーテル挿入時に陰部に付着している菌が膀胱内へ入ると、尿路感染を起こす可能性がある。挿入前によく消毒を行い、無菌操作で行う。手袋は滅菌手袋が望ましい。
- 尿道の長さより+2cmほど挿入しバルーンを膨らませることで、バルーンによる尿道損傷を予防できる。
- バルーンを膨らませる際は、尿流出が確認できた時点で膨らませると尿道損傷が起こる可能性がある。そのため、尿流出確認時点からさらに2cmほどカテーテルを進めてから膨らませる。

POINT

- 下記の症状がある場合、医師に報告する。
- 尿道損傷、出血
- 尿量が極端に少ない・多い
- カテーテルが詰まり、ミルキングなどをしても改善しない(男性の場合は医師による交換を依頼)
- 尿路感染疑い(発熱・尿道や膀胱痛)

● カテーテルの固定方法

男性	● カテーテルを上向きにして下腹部に固定する ● 大腿部に固定するとカテーテルが動き、疼痛や尿道損傷を起こす可能性がある	
女性	● 大腿部か下腹部に固定する ● 引っ張ると尿道損傷や尿漏れの原因となるため適度にゆるみを持たせる	 大腿部　 下腹部

● 固定テープの切り方

①土台のテープは、上に重ねるテープより大きめに切る

②上へ重ねるテープは、カテーテルが固定されるよう切り込みを入れる

③使用時は切り込み部分をカテーテルに巻く

 デキナース
- 男女どちらも、カテーテルにゆとりをもって固定する。ピンと張ると尿道損傷のリスクがある。
- テープの角を丸く切るとはがれにくい。

 ◀ POINT ▶

◉ ミルキング時は、採尿バッグ側のカテーテルを指で圧迫する動作を繰り返し、カテーテル内を陰圧にし、尿の流出を図る。

排尿

尿道カテーテルのトラブル

 尿道カテーテル使用中は、カテーテルの詰まりや皮膚トラブルなどが起こりやすい。トラブルの原因を探り、適切に対処する。

🍉 紫色尿バッグ症候群（PUBS）

▶ 採尿バッグが紫色に変色する現象。
▶ 原因として、尿路感染、便秘、長期臥床が多い。
▶ カテーテル長期間留置の必要性を検討し、可能であれば抜去する。
▶ 排便のコントロール、飲水を促し尿量の確保を行う。

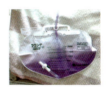

🍉 尿道カテーテルによる皮膚トラブル

▶ カテーテルの皮膚刺激によって起こり、表皮剥離や水疱形成する場合がある。繰り返すことが多く、予防が重要。
▶ カテーテルが当たりやすい下腹部や鼠径部にフィルム剤を貼付し、カテーテルによる擦れを予防する。※長期間の貼付は不潔となり新たな皮膚損傷を招くため、適宜交換する。
▶ カテーテルはテープ固定をせず、おむつのテープで固定したりクリップで固定するとよい。

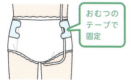
おむつのテープで固定

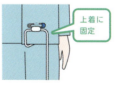
上着に固定

 デキナース
・カテーテルをテープで固定する場合は、皮膚トラブルが起きていないか観察し、貼る場所を替えるなど工夫する。

尿関連のトラブル

項目	原因	対策
尿量が少ない・尿が出ない	・カテーテルの閉塞や屈曲 ・飲水量が少ない	・屈曲の場合は、固定の場所やカテーテルのゆとりの長さを調整する ・閉塞の場合は、ミルキングを行い、それでも改善しない場合は医師の指示のもと膀胱洗浄やカテーテル交換を検討する ・飲水量を確認し、少ない場合は飲水を勧める（ただし、浮腫がある利用者や全身状態が不良な利用者は、悪化する恐れがあるため、無理に勧めない）
尿が漏れる	・カテーテルの屈曲や閉塞、バルーンによる尿道や膀胱粘膜への刺激、感染などが原因の膀胱刺激症状によって起こる	・屈曲や閉塞の場合は、固定方法を調整したり、閉塞の原因を取り除く ・粘膜刺激の場合は、粘膜への刺激が少ないシリコーンカテーテルへ変更する ・バルーンの容量やカテーテルの固定位置を確認する ・膀胱収縮を抑制する薬剤を検討する

> POINT
>
> ⊙ 尿漏れが膀胱収縮によるものである場合、自力での排尿が可能と考えられ、カテーテルの抜去を検討する。

ストーマ

ストーマの種類と特徴

 ストーマとは、手術によって腸や尿管を体外に造設した開放口のこと。人工肛門や人工膀胱がある。ストーマを造設した利用者(オストメイト)が、新たな排泄方法を獲得できるようケアする。永久的なストーマと、後からストーマを閉じる一時的ストーマがある。

消化管用ストーマ

▶ 消化管用ストーマは、造設する位置から回腸ストーマ・結腸ストーマに分けられる。

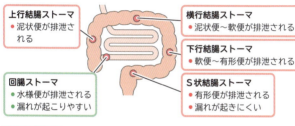

上行結腸ストーマ
- 泥状便が排泄される

横行結腸ストーマ
- 泥状便〜軟便が排泄される

下行結腸ストーマ
- 軟便〜有形便が排泄される

回腸ストーマ
- 水様便が排泄される
- 漏れが起こりやすい

S状結腸ストーマ
- 有形便が排泄される
- 漏れが起きにくい

	特徴	ケアの工夫
回腸ストーマ	・回腸は小腸の一部 ・一般的に右側に造られる ・消化酵素により皮膚につくと、皮膚のただれの原因になる。装具をしっかり貼り皮膚保護をすることが必要	・皮膚のただれを予防するため、装具をしっかり貼り皮膚保護する ・パウチの重みで面板が剥がれないようパウチ内の便を適宜捨てる
結腸ストーマ	・大腸の一部を体外に出して造設する ・便は液状〜固形、ガスが排出される ・食事内容により便の硬さ、ガスの多さや便の臭いが変化する	・ガスが多くなる炭酸飲料や食べ物を食べ過ぎないようにする ・食物繊維が多いものは腸が詰まりやすいため、多く摂りすぎず、よく噛んで食べる ・ガスでパウチが膨らみ破損の原因になるため、こまめにガス抜きをする

ストーマの形状

単孔式ストーマ（エンドストーマ）

- 正円に近い形状。

双孔式ストーマ（ループストーマ、カバーリング）

- 腸管を人工肛門として、肛門側に粘液ろう（腸粘液を出すための出口）として造設される。
- 楕円に近い形状、便と粘液が別方向から排出するため、漏れの方向性が一定ではない。

尿路ストーマ

▶ 膀胱を切除した際に、尿を体外に出すために造られる。
▶ 尿路ストーマからの排泄物は尿で、粘液もわずかに含まれる場合もある。
▶ 装具は基本的に消化管ストーマと同じで、開口部はキャップ式。

尿路用ストーマの種類

種類	特徴
尿管皮膚瘻 腎臓／ストーマ／尿管	・左右両側に尿管が縫いつけられる場合と、2つの尿管を集めて片側に造られる場合がある ・ストーマの高さが平坦か数mmの高さのため、面板と皮膚の間に尿が染み込む事がある
回腸導管 腎臓／尿管／ストーマ／回腸の一部	・一般的におなかの右側に造られる ・回腸の一部に、尿管を縫いつけて一端は閉じ、反対側はおなかに縫いつけられる ・導管となった回腸からは粘液も出るので、パウチに溜まった尿に粘液が混じる

デキナース
- 排尿量が多い場合、装具の交換に手間取ってしまうため、交換する時間帯は、排尿量が少ない起床後や食後2時間以降の時間帯を選ぶ。

ストーマ装具

ストーマ装具は、ストーマから排出された排泄物をためる装具のこと。排泄物をためるストーマ袋（パウチ）と、ストーマ袋を腹部に密着する面板でできている。

ストーマ装具の種類と特徴

ワンピース（単品系）	ツーピース（二品系）
• ストーマ袋と面板がセットになっている • 装着する手間が少ない • 貼付の際、袋でストーマが確認しにくい	• ストーマ袋と面板が別々になっている • 交換時ストーマの状態を観察しやすい • 単品系と比較して値段が高価
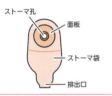	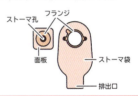

ストーマ孔の種類と特徴

自由開孔（フリーカット）	既成孔（プレカット）	自在孔（モルダブル）
ストーマに合わせてカットし調整することができる	決まったサイズで面板がカットされている	カットせず指で伸ばして広げて成形する

消化管用のストーマの排出口

開放型(マジックテープ)	開放型(クリップ)	キャップ型
排泄口がマジックテープになっており、折り返して開閉する	クリップで開閉する	水様便で使用。キャップ式で排出しやすい

尿路用ストーマの排出口

ロック式	キャップ式	接続管
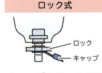		
キャップとロックの両方を使用し開閉する	キャップのみで開閉する	ストーマ装具とレッグバッグの接続の際に使用

足に装着する蓄尿袋

ストーマアクセサリー

剥離剤	・ストーマ装具をはがす際に使用 ・液体タイプや液体を染み込ませたシートタイプ、スプレータイプなどがある
洗い流さない洗浄剤	・水を使わずに拭き取るだけで洗浄できる ・クリームタイプ・泡タイプなどがある
皮膚被膜剤	・皮膚を被膜し刺激から皮膚を保護する ・よく乾かしてから装具を装着する
皮膚保護剤	・皮膚のしわやくぼみがある際、使用することで面板の隙間を埋めて排泄物の潜り込みを予防する
面板固定テープ	・面板の周囲に貼付し、面板のはがれを予防する。さまざまな種類のテープがある ・サージカルテープ：皮膚刺激が少ない ・フィルムドレッシング：防水性が高く、運動や入浴時に使用しやすい ・ハイドロコロイド素材：柔軟性があり、体を動かすことが多い際、使用する

ストーマ

状況別の対応

ストーマ自体の異常や、ストーマ付近の皮膚トラブルもみられる。ストーマ造設後は蒸れや、交換時の剥離刺激によって皮膚トラブルが起こりやすくなる。

装具から漏れが生じたとき
- 在宅では、温度や湿度の影響を受け装具が剥がれやすい。
- ストーマの造設部位や、利用者の活動量によっても剥がれやすさが左右される。
- 剥がれた面板の裏側やストーマを観察し原因を探る。皮膚のしわやくぼみが原因な場合は、皮膚保護剤の貼付を検討する。リング状の皮膚保護剤は漏れの程度をみながら1枚/半量使用など、貼付の仕方を調整する。
- 工夫後も漏れが続く場合は、ストーマ外来と連携し対応を相談する。

ストーマの異常がみられたとき
- 発赤・腫脹・疼痛・陥没・出血・脱出の有無を観察する。
- ストーマ合併症(下記)が疑われる場合は医師に報告し指示を確認する。

主なストーマ合併症

ストーマ周囲皮膚障害	ストーマ陥凹	炎症性肉芽	ストーマ脱出	ストーマ静脈瘤
ストーマ周囲に紅斑やびらんなどの皮膚障害が生じる	ストーマが周囲の皮膚より低くなる	ストーマの周囲に炎症を起こした腫瘤が生じる	ストーマが飛び出す	ストーマの粘膜や周囲の皮膚の静脈が怒張する

デキナース
- 装具交換はセルフケア指導を受けている場合や、家族が交換方法の指導を受けている場合がある。負担の程度を確認しながら、セルフケアが維持できるよう関わる。
- 漏れてしまったときの応急処置や、訪問看護ステーションへの連絡方法を日ごろから伝えていく。

ストーマ

ストーマ装具の給付

 永久ストーマを持ち、身体障害者手帳を取得した人は、日常生活用具としてのストーマ装具の給付を受けることができる。

▶申請の流れ

▶ 身体障害者福祉法による障害等級に各当する場合、身体障害者手帳を取得できる。詳細は市区町村へ問い合わせる。

ストーマ造設術を受けることが決まったときに、市区町村の障害福祉担当課に「ぼうこう又は直腸機能障害」の身体障害者手帳を申請する

 交付までに2か月程度かかる

身体障害者手帳が交付されたら、ストーマ装具販売業者に見積書を依頼し、市区町村の福祉課窓口に申請書類とともに提出すると、給付券が送付される
- ストーマ装具の購入費に使用できる日常生活用具給付券は、市区町村によって年間2〜6か月ごとに分けて給付される
- 給付基準額は自治体によって異なる
- 自己負担は原則として基準額の1割となる

↓

給付券をストーマ装具販売業者に渡すと装具購入時に使用され、自己負担額を請求される

▶ストーマ装具の給付

- ▶ 身体障害者手帳の交付を受けた利用者は、ストーマ装具や用品について給付を受けることができる。
- ▶ 市町村からの給付には、月額の基準額といわれる限度額が定められている。
- ▶ 基準額の一定割合(個人負担比率)の個人負担が必要で、基準額から個人負担を差引いた残りの金額が市町村から給付され、残りは個人負担となる。

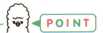

POINT

- 給付対象となる装具や給付の金額は市区町村によって異なるため、各自治体に確認する。

清潔ケア

整容

爪切り

 ケアの際のインシデントが多い。手も足も基本の方法は同じだが、足の爪のほうがトラブルが多いのでより注意が必要。

▶ 爪切りの手順

① まず観察をし、切るべき爪かどうか判断する。
② 肉を押し下げて爪切りの下刃を爪の裏側に当てる。
③ 爪の白い部分が残る程度に真っ直ぐ切る。
④ 端をやする。
⑤ 乾燥している皮膚や爪には保湿をする。

> 爪と皮膚の境目はどうなっているか、巻き爪や肥厚の具合はどうかなど

　③　　　　　④　　　　　⑤

▶ 状況別のコツ

爪切りが入らないような肥厚爪	やすりで削るか、ニッパーを使う
裏から見ると爪床の肉が爪の先端まで盛り上がっている	爪が伸びるまで待つ
爪のなかの垢と肉の区別がつかない	まず垢を取り除く
白い部分が2mmもない	爪が伸びるまで待つ
皮膚トラブルがある、切れない場合	皮膚科受診を勧める

> 深爪は巻き爪の原因になる

▶ 道具の使い方のコツ

ニッパーは、下の刃は爪の裏に固定して上の刃を動かす

歯ブラシ、爪ゾンデ、斜めにカットしたストローなどでやさしく垢を取り除く

POINT

- 爪切り事故を起こさないためには「切りやすい」ことが重要。明るい場所で、切りやすい体勢で行う。爪は、あらかじめ入浴や足浴でやわらかくする。

口腔ケア

口腔内の清潔

 食事を経口摂取しない利用者も、誤嚥性肺炎予防のため、毎日口腔内を清潔にする。

▶ 準備する物品の例

- コップ、口腔ケア用ブラシ、歯ブラシ、口腔ジェル
- ガーグルベースンか洗面器 ・ティッシュペーパー
- 痰が口腔内にたまる場合は吸引器

▶ 状況別のコツ

・口が開きづらいとき ・なかなか口を開けてくれないとき	・バイトブロックを使う 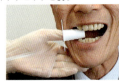 （画像提供：株式会社オーラルケア） ・歯ブラシを2本使う（1本はバイトブロック代わり） ・緑茶、蜂蜜、パイナップルジュースは口を開けてもらいやすくなる。殺菌作用や酵素の作用がある点でも効果的
・口腔内の汚染がひどいとき ・口腔内が乾燥しているとき	口腔ジェルを口腔内にまんべんなく塗布し、数分おいてから口腔ケア用ブラシで拭う

▶ 義歯洗浄時の注意点

▶ 変形するため湯は使わない ▶ 週2、3回は洗浄剤に一晩つけおき
▶ ブラッシングの際は歯磨き粉は使わない（摩耗するため）
▶ 看護師が義歯の洗浄をしている間に、利用者にはうがいや舌・歯みがきを行なってもらう（口腔内の清潔自体も忘れない）
▶ 接着剤をつける前に義歯の水分はよく拭き取る ▶ はめてもらうときは上から
▶ 義歯を外しておく場合は、水道水をヒタヒタにした容器の中で保管（乾燥すると割れるため）

入浴・シャワー浴

入浴介助

 浴室の環境や入浴手順の習慣は利用者によって異なるが、安全・寒さ・羞恥心に注意して介助する。

▶ 浴室の配置例

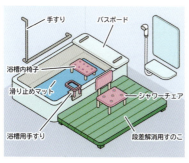

手すり／バスボード／浴槽内椅子／滑り止めマット／浴槽用手すり／シャワーチェア／段差解消用すのこ

浴室外に準備するもの
- 保湿剤
- 下着
- タオル、バスタオル
- パンツまたはリハビリテーションパンツ・パッド

▶ 物品がない場合の代用例

▶ 使う前に必ず利用者や家族に必要性を説明し、許可をとる。
- シャワーチェア→ぬれても拭けばよい丸椅子
- 浴槽用椅子→踏み台
- 保湿剤→顔用乳液や化粧水

POINT

- 浴室環境が利用者のADLに合っているか、安全を確保できる方法を考える。
- 寒いと感じさせたり皮膚を乾燥させたりしないように、必要なものは事前にそばに準備して、すぐ使えるようにしておく。
- ヒートショック予防のため、入浴前に浴室から出たところにストーブをつけたり、浴室入り口を開けて湯気で暖めたりしておく。

洗浄・清拭

陰部洗浄

 新規利用者の訪問で、突然実施することもある。基本の物品をおさえた上で、必要な物がそろわない場合は、家にある物をじょうずに活用する。

▶ 陰部洗浄時の配置例

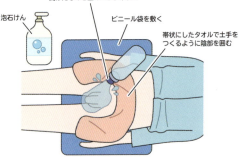

- 泡石けん
- ペットボトルの蓋にキリで穴を開けたものと空のペットボトル
- ビニール袋を敷く
- 帯状にしたタオルで土手をつくるように陰部を囲む

▶ 物品がない場合の代用例

- 45L以上のビニール袋→買い物の際にもらうレジ袋を平らに敷く
- 泡石けん→固形石けん、ハンドソープ
- 陰部洗浄用のボトル→台所用洗剤の空容器、ソースの空容器、使わないコップや手桶で少しずつ湯を流す、タオルをゆるく絞り数回清拭する

> **POINT**
> - シーツや衣服を濡らしてしまうといったインシデントも多いケアであるが、濡らしたものを交換するとケアにかかる時間も延びてしまう。
> - 事前にきちんと準備しておくことで、ケアを短時間で済ませること、家族や利用者に無駄な負担を強いないことにつながる。

訪問看護でよく使う薬剤

与薬

与薬の手順

 与薬を行う際には、いかなるときでも、「与薬原則6つのR」を確認する。また、ミスを防ぐためにも指差し呼称する。

与薬原則6つのR（6R）の確認

正しい患者（Right patient）	● 同姓同名、似ている名前の利用者と間違えない
正しい薬物（Right drug）	● 似ている名称・剤形に注意する ● 同じ名称でも濃度の異なる薬もある
正しい目的（Right purpose）	● 何を目的に処方指示が出されているかを理解する
正しい用量（Right dose）	● 指示された薬物の単位（g、mg、μg、mL、mEq、U、IUなど） ● 同じ薬剤でも1錠、1アンプル、1バイアル当たりの薬物量が違うものもある
正しい用法（Right route）	● 与薬方法により薬効が異なる
正しい時間（Right time）	● 指示どおりの日時・曜日か

与薬までの確認手順

▶ 与薬の各段階で「6R」を確認する。

①指示内容・薬剤を確認する
　→ 6Rの確認
②薬剤を取り出す→ 6Rの確認
③薬剤を容器から出すなど準備をする
　→ 6Rの確認
④本人の前や薬カレンダーにセットする→ 6Rの確認

POINT

● 薬剤に関する医療事故は、とても多く起こっている。間違った薬剤を投与してしまうと命にかかわることもあるため、しっかり確認する。

内服

経口投与（内服のタイミング）

 錠剤、カプセル、粉末、液体などさまざまな形状が存在するため、嚥下や全身状態をアセスメントして、利用者に合わせた内服管理を行う。

▶ 食事に合わせて内服する

- ▶ 食前、食直前、食間、食直後、食後、就寝前など、医師の指示に従って内服する。
- ▶ 解熱剤や咳止めなどの頓服薬は、症状が出た時に内服する。

▶ 実際に内服できているか確認する

- ▶ 自分で「内服できている」という人でも、内服を忘れてしまう場合があるため、処方されている薬を見せてもらい、残数を確認する。

- 薬袋に残数を記載しておくと、次の訪問時にしっかり内服できているか確認ができる。
- 薬袋からの内服ができない場合は、ピルケースや服薬カレンダーなどを利用する。

▶ 内服ができていない場合の調整

内服回数	● 1日1回で内服が済むように、1日の内服回数を減らせるか（どの時間に内服してもよいか）主治医に相談する
内服時間	● ヘルパーや訪問看護が入る時間に内服を促し、土日は家族に依頼するなど、毎日誰かが内服を促せるようにケアマネジャーにサービス調整を依頼する

▶ 処方薬の内容を確認する

- ▶ 前回と処方内容が変更になっているか、同じ薬でも用量が違う場合があるため、必ずお薬手帳などで確認する。

内服

薬の飲み合わせ

 複数の薬を内服している場合、効果に影響するため、薬の飲み合わせに気をつける。特に、複数の病院から薬を処方されている場合は注意が必要である。

▶ 処方薬との飲み合わせにおける注意点

市販薬
- 利用者がすぐに受診できない場合は、**手持ちの市販薬**に何があるのかを聞き出すことが重要
- 利用者が持っているお薬手帳や薬品情報提供書も重要な情報源となる
- 利用者が自己判断で市販薬を内服している場合がある。訪問時に内服状況を確認し、処方薬と効果が同じものがないかを確認する

サプリメント
- サプリメントは食品のため、薬とは別ものと考える
- 成分によっては内服薬の効果が減弱・増強することがあるため、処方薬と同時に服用したいときは**必ず医師や薬剤師に相談**する

食品
- 処方薬を確認し、**禁忌食品**を説明する
  （例：納豆がやめられなければ、主治医にワルファリンに代わる薬に変更できないか相談する）
- 薬は必ず**白湯か水で内服**するよう説明する（在宅ではジュースやコーヒーなどで内服することがあるため）

注射

注射投与

皮膚の構造と薬をどこに注入するかをイメージしながら、指示書に従って清潔操作で行う。

注射の角度と到達部位

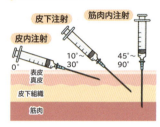

注射に必要な物品

- 指示書、指示内容がわかるもの
- 薬剤 ● アルコール綿
- 針やルートがある場合は、テープ類
- 針 ● 注射器
- 秒針のついた時計 ● 手袋

POINT

- 注射は即効性があるため、体調の変化に気をつける。
- 滅菌レベルの消毒を維持できるように、準備の場所や手順に注意する。
- 消毒液は乾いた時が一番効果があるので、乾くまで針を刺さない。
- アンプルや瓶などで使った針は先端を使用されているため、実際に注射に行う際は新しい針を使う。

筋肉注射の部位

上腕筋

肩峰から三横指下

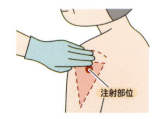

注射部位

> 殿筋

クラークの点（上前腸骨棘と上後腸骨棘を結んだ線の前１／３の点）

ホッホシュテッターの部位（手掌を大転子部に置き、第２指を上前腸骨棘へ置いて第２・３指をいっぱいに開いた時の第２・３指の中間）

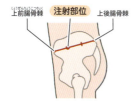

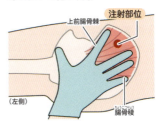

皮下注射の部位

▶ 肩峰と肘を結ぶ１／３の点

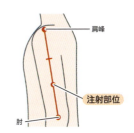

> **POINT**
> - 筋肉に到達すると吸収時間が早くなり、目的の薬効が得られない恐れがあるため、利用者の皮下脂肪量によって針を刺入する深さを考える。
> - 穿刺時は、利用者の手を腰に当ててもらうと安定する。
> - 薬液の注入後はアルコール綿を刺入部に当てて、ゆっくり針を抜き、揉まない。

注射

点滴投与

 持続的に薬剤を投与する場合に選択される。在宅では、主に患者自己調節鎮痛法（PCA）や中心静脈栄養などが行われる。

▶ 皮下点滴の部位と必要物品

吸収速度を緩め、薬物血中濃度をある程度一定にしておきたいときに選択される。

- 指示書、指示内容がわかるもの ● 薬剤 ● アルコール綿
- 針やルートがある場合は、テープ類 ● 針 ● 点滴バッグ
- 駆血帯、輸液セット、延長チューブ ● 秒針のついた時計 ● 手袋

POINT

- 血管内の点滴と違い、皮下点滴は針先が脂肪細胞に触れるため止まりやすく、予定通り滴下することが難しい。薬剤ボトル50mL程度の位置にマーカーで印を付けて、「ここまで来たら電話をください」などと利用者、家族に伝える。
- 静脈留置針を使用することで自己抜去になっても再度針が刺さらないこと、クレンメを止めて連絡がほしいことを本人、家族などに伝えておく。

▶ 滴下速度の計算方法

▶ 成人用（20滴／mL）：
　1分間の滴下数＝20滴×点適量÷指示の滴下時間×60（分）
▶ 小児用（60滴／mL）：
　1分間の滴下数＝60滴×点適量÷指示の滴下時間×60（分）

デキナース
- 点滴の滴下は、ベッドの高さや腕の高さで大きく変わるため、利用者の生活に合わせた環境で行う。
- イメージトレーニングと準備は万全に行い、落ち着いて行動する。

中心静脈栄養の刺入部位とCVポート留置部位

▶ 中心静脈カテーテル（CVC）、末梢挿入型中心静脈カテーテル（PICC）、CVポートなど、目的に応じて刺入部を選択する。
▶ 刺入部からの感染管理、自己抜去に注意する。

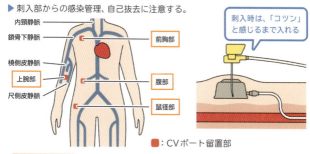

刺入時は、「コツン」と感じるまで入れる

■：CVポート留置部

刺入部の管理

① 週に1回以上、刺入部と針の固定部を消毒する
② 消毒液が乾いたら、滅菌のサージカルテープで固定する
③ サージカルテープが剥がれてこないように、四辺を再度テープで固定する
④ 針が抜けないように、動いたときに針先よりも遠い部分を衣類などに固定する（引っ張られた際に、針ではなく、固定部が引っ張られるようにする）

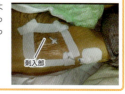

刺入部

観察・確認項目

- 刺入部の針の深さ
- 刺入部と針の皮膚固定部に感染徴候（発赤、腫脹、熱感）はないか
- 次回の差し替え日は決まっているか

* 詳細は各薬剤の添付文書を参照してください。本文中の製品の商標登録マークは省略しています。

在宅で処方される主な薬剤の種類

 薬剤には、内服してから一番血中濃度が高い時間（Tmax）と血中濃度がTmaxから半減する時間（半減期）がある。利用者の内服している薬の効果が、どのくらい継続しているかを把握する。

主な経口降圧薬

種類	主な商品名	特徴	Tmax（時間）	半減期（時間）
カルシウム（Ca）拮抗薬	ヘルベッサー	・血管平滑筋を弛緩させ、末梢血管抵抗を減らして降圧作用を発揮する ・もっとも降圧作用が強い、休息・強力降圧型である ・冠動脈および末梢血管拡張作用、心収縮力の抑制、刺激伝導系の抑制作用がある ・長時間作用する	3〜5	4.5
	アダラート		2	3
	ペルジピン		1	1.5
	カルスロット		3.6	7.2
	アムロジン		6	37
	ワソラン		2.2	7〜8
アンジオテンシンⅡ受容体拮抗薬（ARB）	ブロプレス	・アンジオテンシンⅡによる強力な血管収縮、体液貯蔵、交感神経活性を抑制することによって、降圧作用を発揮する ・心保護効果や腎保護効果もある	5	9.5
	ニューロタン		1〜3	2〜4
	ディオバン		1	4
	ミカルディス		7	24
	オルメテック		2.5	7.5
	アジルバ		2	13
アンジオテンシン変換酵素（ACE）阻害薬	レニベース	・血管拡張作用により、アルドステロンの分泌を抑制し、Na⁻、水の排出を増加させることで降圧作用を発揮する ・心筋梗塞後の心血管合併症を減少させ、生命予後を改善する効果がある	4	14
	ロンゲス		6.7	13
	タナトリル		2	4
	カプトリル			37分

利尿薬	フルイトラン	・降圧薬として多く利用されるのはサイアザイド系利尿薬である ・Na^-、水の排出を増加させることで、循環血液量が減り、降圧作用を発揮する	3	8
	ナトリックス		1.7	13
β遮断薬	アーチスト	・心拍出量の低下、レニン産生の抑制、中枢での交感神経性作用によって降圧する ・心筋梗塞後の再発予防や心不全の予後改善効果がある	1	4
	テノーミン		4	7
	メインテート		3	8
	セロケン		1.9	2.8

笹野香織：本態性高血圧．新東京病院看護部編著：本当に大切なことが1冊でわかる 循環器 第2版．照林社，東京，2020：63．をもとに作成

主な経口血糖降下薬

一般名	主な商品名	特徴	Tmax（時間）	半減期（時間）
メトホルミン塩酸塩	メトグルコ、グリコラン	主に肝臓での糖新生を抑制する	3	4.7
ピオグリタゾン塩酸塩	アクトス	脂肪細胞のPPARγを介してインスリン抵抗性を改善する	2	5.4
グリクラジド	グリミクロン	インスリンの基礎分泌、追加分泌を共に高める	2.5	2.7
グリメピリド	アマリール	インスリンの基礎分泌、追加分泌を共に高める	1.3	1.5
ナテグリニド	ファスティック、スターシス	インスリンの追加分泌を促進して食後高血糖を改善。空腹時血糖への影響が少ない	0.9	1.3

主なインスリン製剤（注射薬）

分類（性状）	投与タイミング	主な商品名
超速攻型 （無色透明）	食直前	ノボラピッド
		ヒューマログ
		アピドラ
配合溶解 （無色透明）		ライゾデグ
混合型 （白色懸濁）		ヒューマログミックス25・50
持続型溶解 （無色透明）	1日1回 （毎日一定の時刻）	トレシーバ
	朝食前もしくは寝る前 （毎日一定の時刻）	インスリン グラルギン
		ランタス

インスリン製剤の作用時間

種類	発現時間	最大作用時間	持続時間
超速効型	5分〜20分	1〜3時間	約4〜5時間
速効型	約30分〜1時間	1〜3時間	5〜8時間
中間型	1〜3時間	4〜12時間	約24時間
混合型	15分未満〜1時間	1〜12時間	18〜24時間
持効型溶解	1〜2時間	3〜14時間 明らかなピークなし	約24時間 〜42時間超

主な鎮痛薬(NSAIDs)

一般名	商品名	Tmax(時間)	血中半減期(時間)
オキサプロジン	アルボ 内	3.7	50
ピロキシカム	バキソ 内 外	3	48
メロキシカム	モービック 内	7	28
ナブメトン	レリフェン 内	4	21
ナプロキセン	ナイキサン 内	2〜4	14
エトドラク	ハイペン、オステラック 内	1.4	7
セレコキシブ	セレコックス 内	2	7
プラノプロフェン	ニフラン 内 外	1.9	5
ロルノキシカム	ロルカム 内	35	2.5
イブプロフェン	ブルフェン 内	2	2
ロキソプロフェンナトリウム水和物	ロキソニン 内 外 貼	50分	1.3
ジクロフェナクナトリウム	ボルタレン 内 貼 外 坐	2.7	1.3

アセトアミノフェンとNSAIDsの作用

	アセトアミノフェン	非ステロイド抗炎症薬(NSAIDs)
解熱作用	○	○
鎮痛作用	○	○
抗炎症作用	×	○
主な副作用	肝障害	消化性潰瘍、NSAIDs過敏喘息、腎障害
主な商品名 内服	カロナール	上記参照
主な商品名 坐剤	カロナール、アンヒバ	
主な商品名 静注	アセリオ	

内 内服薬　外 外用薬　貼 貼付薬　坐 坐薬　注 注射薬

主な経口睡眠薬

作用時間	一般名	商品名	Tmax（時間）	血中半減期（時間）
超短時間作用型	ラメルテオン	ロゼレム	0.75	1
	ゾルピデム酒石酸塩	マイスリー	1	2.1
	エスゾピクロン	ルネスタ	1	5.1
	トリアゾラム	ハルシオン	1.2	2.9
短時間作用型	エチゾラム	デパス	3.3	6.3
	ブロチゾラム	レンドルミン	1～1.5	7
	クロチアゼパム	リーゼ	1	6.3
	スボレキサント	ベルソムラ	1.5	10
	レンボレキサント	デエビゴ	1.5	31～56
中間作用型	ブロマゼパム	レキソタン	1	20
	ロラゼパム	ワイパックス	2	12
非BZD系	タンドスピロンクエン酸塩	セディール	0.8～1.4	1.4

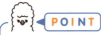

POINT

- 睡眠薬の効果が翌日まで持ち越す場合、下記の点をアセスメントする。

睡眠薬投与のアセスメント

確認事項	内容
用法・用量	●指示どおりに内服できているか ●眠れないからと余計に内服していないか、残薬も含め確認する
内服時間	●深夜に内服していないか ●夜中に目が覚めて眠れない場合に、追加で内服していないか
他科からの処方	●複数の受診先がある場合、重複して睡眠薬を処方されていないか
薬剤の調整	●医師に、作用時間が異なる薬剤への変更や減量を検討してもらう

▶ 主な外用薬

▶ 軟膏の適量（FTU）は、手指の第１関節までの長さの分量で、手のひら２枚分の範囲に塗布する。塗った後にティッシュを乗せて、張りついて落ちないくらいがめやすとなる。

ステロイド（外用薬）

- 副腎からつくられる副腎皮質ホルモンの一種で、内服薬や外用薬に用いられる。

一般名	商品名
クロベタゾールプロピオン酸エステル	デルモベート
ベタメタゾン酪酸エステルプロピオン酸エステル	アンテベート
ジフルプレドナート	マイザー
ベタメタゾン吉草酸エステル	リンデロンV
ベタメタゾン吉草酸エステル・ゲンタマイシン硫酸塩	リンデロンVG
クロベタゾン酪酸エステル	キンダベート
ヒドロコルチゾン酪酸エステル	ロコイド

ジメチルイソプロピルアズレン（アズノール）

- 創部を保護する軟膏で、穏やかに炎症を抑える作用を持つ。
- 効果も副作用も「穏やか」であることが一番の特徴で、軽度の皮膚トラブルに用いることがほとんど。
- 顔や唇、陰部や肛門周囲などデリケートな部分にも使えるため、軽症の皮膚トラブルにとても重宝する。

ゲンタマイシン硫酸塩（ゲンタマイシン）

- 細菌の増殖を妨げるいわゆる抗生物質を含有する外用薬。感染症を治すか、あるいは感染症を防ぐために使用される。
- 皮膚に感染している細菌や、傷口から侵入してくる細菌の増殖を抑える働きがある。
- ステロイドなどの炎症を抑える成分は含まれていないため、痛みや腫れ、かゆみなどを直接抑えるような効果はない。

主な下剤

種類		一般名 (主な商品名)	主な特徴	作用発現時間	注意点・副作用・禁忌
機能的下剤	塩類下剤	酸化マグネシウム(マグミット) 内	● 腸内で浸透圧によって水分を引き寄せ、便がやわらかくなる	3〜6時間またはそれ以内	● 副作用：高マグネシウム血症
刺激性下剤	大腸刺激性下剤	センナ・センナ実(アローゼン) 内	● 大腸粘膜を刺激し、蠕動運動を亢進し排便を促す	8〜10時間	● 大腸黒皮症を起こすことがある ● 連用すると耐性が生じる ● 消化器の術後は、蠕動運動による腹痛がみられるため注意が必要
		センノシド(プルゼニド) 内			
		ピコスルファートナトリウム水和物(ラキソベロン) 内	● 大腸粘膜を刺激し蠕動運動を亢進、腸管から水分が吸収されるのを抑制し便をやわらかくする	7〜12時間	● 禁忌：腸管閉塞がある、もしくは疑いがある場合 ● 蠕動運動の亢進によって腸管穿孔を起こす恐れがある
	直腸刺激性下痢	ビサコジル(テレミンソフト) 坐	● 結腸・直腸粘膜に作用し、蠕動運動を亢進する ● 結腸腔内における水分吸収を抑制し、排便を促す	5〜60分	● 禁忌：急性腹症が疑われる場合
		炭酸水素ナトリウム・無水リン酸二水素ナトリウム(新レシカルボン) 坐	● 腸内で炭酸ガスを発生し、蠕動運動を亢進する	15〜30分	● 副作用：ショック

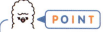

- 大腸通過遅延型の便秘は、腸蠕動が低下しているために起こる。そのため、腸蠕動を改善する薬剤を選択する。
- 排便困難型は、便が直腸まで降りてきても、排出ができない。坐薬や浣腸などを使用するなど、便秘のタイプにあった薬剤を使用する。

- すぐに下剤を使用するのではなく、まずは食事内容の見直しや水分摂取量の改善を試みる。
- 下剤は使用後、下痢になってしまうことがある。用量が利用者に合っているか、使用後の経過を観察する。
- センナ、センノシドは尿が黄褐色、赤色に変わることがある。初めて服用する利用者には、事前に説明をしておくと不安が減る。

主なオピオイド一覧

一般名 (商品名)	換算比	レスキューとして使用	効果発現開始(時間)	最大効果(時間)	効果持続(時間)	投与間隔(時間)
モルヒネ塩酸塩水和物 (パシーフ、オプソ) 内	1	可	≦30分	0.5～1.5	3～5	4(レスキューでは1)
モルヒネ硫酸塩水和物 (MSコンチン) 内	1	不可	≦1	1～4	8～14	12
オキシコドン塩酸塩水和物 (オキノーム) 内	2/3	可	≦30分	0.5～3	3～6	6(レスキューでは1)
オキシコドン塩酸塩水和物 (オキシコンチンTR) 内	2/3	不可	≦1	1～4	8～14	12
フェンタニルクエン酸塩 (アブストラル) 内	不明	可	≦30分	0.5～1.5	1～2	≧2(1日4回まで)
ヒドロモルフォン塩酸塩 (ナルラピド) 内	1/5	可	≦30分	0.5～1.5	4～6	4～6
ヒドロモルフォン塩酸塩 (ナルサス) 内	1/5	不可	≦1	3～5	24	24
モルヒネ塩酸塩水和物 (アンペック) 注	1/3～1/2	可	≦数分(急速単回投与時)	≦10(持続投与開示時)	持続投与	持続投与
オキシコドン塩酸塩水和物 (オキファスト) 注	1/2	可	≦数分(急速単回投与時)	10(持続投与開始時)	持続投与	持続投与

ヒドロモルフォン塩酸塩（ナルベイン）注	1/20	可	≦数分（急速単回投与時）	≦10（持続投与開示時）	持続投与	持続投与
フェンタニルクエン酸塩（フェンタニル）注	1/100	可	≦数分（急速単回投与時）	≦10（持続投与開示時）	持続投与	持続投与
フェンタニル（デュロテップMT）貼	1/100	不可	≧12時間（初回貼付時）	20〜54	≧72	72
フェンタニルクエン酸塩（フェントス）貼	1/100	不可	≧12時間（初回貼付時）	14〜26	≧24	24
モルヒネ塩酸塩水和物（アンペック）坐	2/3	原則不可	≦30分	1〜2	6〜10	6〜12

麻薬および類似薬．伊豆津宏二，今井靖，桑名正隆，他編：今日の治療薬2025．南江堂，東京，2025：1015．をもとに作成

在宅で処方される主な薬剤の種類

薬剤

各オピオイド鎮痛薬の鎮痛等価換算比

▶ 薬の変更直後に、投与量が間違っていないか自身でアセスメントをする際に使用する。

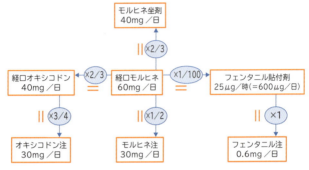

木澤義之：はじめての疼痛ケアーカラービジュアルで見てわかる！．メディカ出版，大阪，2015：60．より引用

- すぐに効いてほしいときは、定時の麻薬投薬時間の直前でも、レスキュードーズを使う。
- オピオイドは、発注の翌日に納品されることが多い。処方医や薬剤師と、在庫の情報共有をするとよい。

医療的ケア

呼吸管理

分泌物の吸引

痰や唾液など分泌物が十分に自己喀出できない利用者に対して、鼻腔・口腔・気道からカテーテルと吸引器を用いて分泌物を除去する。

🍡 吸引時に確認すること

吸引前	・吸引器が作動するか ・吸引瓶、コネクター、チューブ類は緩んでいないか ・吸引圧の設定は通常20kPa以下(粘膜を傷つけないようにするため) ・吸引チューブを嚙みちぎりそうな方は、バイトブロックなどを使用する
吸引中	・吸引時間は1回7〜9秒にする(吸引中は息ができない) ・吸引チューブを挿入する長さは、鼻腔吸引ならば15〜20cm。気管内吸引ならばカテーテル先端から約10cmの位置を持つ ・吸引中の顔色、吸引物の色、粘度、量を観察する

POINT

- 呼吸器の管理加算で、吸引チューブやアルコール綿、滅菌精製水などを処方してもらえる。
- 訪問看護指示書にも呼吸器の項目があり、指示を受けている場合は医療保険が優先される。
- 抗菌薬を開始後1〜3日から、痰の量が増え吸引回数が多くなる場合がある。
- 吸引チューブを1日に何度か使い回す場合、アルコールなどで拭き乾燥させて保管する。

デキナース
- 吸引後もサチュレーションが上昇しない場合、気道閉塞の有無を確認して、閉塞がなければ、吸引による低酸素状態を起こしてしまった可能性を考える。酸素投与や安楽姿勢を取って経過を見る。
- 吸引で引ききれない感じがある場合は、体位ドレナージも検討する。

呼吸管理

在宅酸素療法（HOT）

 HOTは、医師が日常的に酸素投与が必要と判断した場合に行われる。呼吸器疾患だけでなく、心不全や終末期など多岐にわたる疾患で行われる。

▶ 訪問時に確認すること

項目	内容
機器の状態	・医師に指示された酸素流量が設定されているか ・酸素濃縮器から酸素が流れているか ・酸素延長チューブが生活圏内に届くか ・火の近くで使用していないか ・停電や外出時に酸素ボンベに切り替えられる準備が整っているか ・フィルターの掃除の日は決まっているか（週1回）
利用者の状態	・酸素飽和度がいつもより高い（正常値）の場合、利用者がうとうとしているなど、昏睡や傾眠などの意識障害が起こっていないか ・カニューレに当たっている皮膚の状態

▶ 呼吸困難があるとき

- 酸素流量が指示どおりで呼吸困難を訴える場合、バイタルサイン含め、何かの動作後なのか鼻カテーテルで口呼吸になっていないかなどを確認する。
- 本人の苦しい訴えは医師に相談して対応する（≫ p.35）。

▶ SpO₂が上がらないとき

▶ SpO₂が普段より低い場合、数字だけで判断せず、本人の自覚症状、普段の値、客観的観察、アセスメントが必要になる。頻回な喀痰吸引後も数値が低下する。

確認すること

項目	内容
苦痛表情	● 苦痛表情がある場合、早急に観察をして主治医と相談する
発熱	● 発熱がある場合、解熱方法を考える
酸素供給方法	● 鼻呼吸、口呼吸に酸素供給方法が合っているか
四肢の冷感	● 冷感があれば、温める
気道内	● 痰や食物などの異物はないか。ある場合は、吸引・体位ドレナージを行う
安静	● トイレや歩行など、体を動かした後の場合、話さず安静にしてもらう
喘鳴	● 喘鳴がある場合、吸入薬対応、心不全や胸水などを考え前傾端座位など安楽な姿勢をとる

POINT

- 酸素が低下しているだけでなく、呼吸が苦しい、SpO₂がいつもと違うことは生死に直結することもある。CO₂ナルコーシスや一酸化中毒、アシドーシス、心因性呼吸障害なども考えながら短時間にアセスメントする。
- 迷ったら、その場で直接主治医に報告するか、先輩に相談する。

テキナース
- 酸素飽和度が低く医師の指示により酸素流量を上げた場合、30分など時間を空けて再度全身の状態を観察する。CO₂ナルコーシスの意識障害、呼吸抑制を予防する。
- 加湿ボトルの水は、感染を考えて注がない。ただし、流量が多く乾燥が気になる場合は精製水を使用する。

酸素療法に用いるデバイス

鼻カニューレ	・口元を覆わないので不快感、閉塞感は少なく、生活しやすい ・6L/分以上は、マスクなど他の方法を選択する
酸素マスク	・鼻粘膜の刺激が少ないため、高濃度の酸素を投与することができる ・口呼吸の人に有効 ・酸素流量が少ないと呼気を再度吸入してしまい、二酸化炭素が体にたまりやすくなる
リザーバーマスク	リザーバーバック内に溜まった酸素を吸うことができ、高濃度の酸素（6L/分以上）を利用できる
ベンチュリーマスク	・ダイリューターに印字された酸素流量を流すことができる ・二酸化炭素が排出できるようにマスクは穴あき、ダイリューターの穴も塞がないように気をつける
高流量鼻カニューレ	・高濃度酸素でも鼻カニューレが使用でき、生活しやすい ・呼吸状態に関わらず加圧された酸素と空気が体内に入るため、呼吸が楽にできる ・PEEPで肺の細部まで加圧され、死腔の解消になる

PEEP（呼気終末陽圧換気）
・息を吐くとき（呼気終末）に肺胞の虚脱を防ぐ目的で陽圧をかけること。

酸素ボンベの計算式

▶ 単位がMpa：酸素残量（L）＝ボンベ内容量×圧力計の値×10
▶ 単位がkgf/cm²：酸素残量（L）＝ボンベ内容量×圧力計の値
▶ 酸素使用可能時間（分）＝酸素残量（L）×0.8（安全係数）÷酸素流量（L/分）
▶ 酸素ボンベ使用可能時間早見表でも確認できる→見返し。

酸素ボンベの交換方法

①同調器の電源を切る。
②バルブを閉める。
③ねじを回して、酸素流量調整器からボンベを外す。
④新しいボンベのシールをはがし、ボンベと酸素流量調整器の凹凸を合わせ、ねじを締める。
⑤バルブを開ける。
⑥同調器のモードを連続に変えて電源を入れる。酸素の流出が確認できたら、同調にする。
⑦直後に使用しないのであれば、電源を切り、ボンベのバルブを閉める。

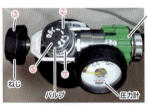

> POINT
> - 酸素ボンベは、デイサービスや旅行先に酸素会社が届けてくれるので、相談する。
> - 酸素濃縮器が必要になったときや調子が悪いときなど、酸素会社は24時間緊急対応してくれる。

呼吸管理

在宅人工呼吸療法（HMV）

人工呼吸器は、換気量の維持、酸素化の改善、呼吸仕事量の軽減を目的として使用される。在宅で人工呼吸器を使用する場合、呼吸不全の補助であり疾患の治療ではないため、人工呼吸器からの離脱は目的にはならない。

人工呼吸療法を使う代表的な疾患

▶ 筋萎縮性側索硬化症（ALS）：呼吸筋の麻痺による換気量の維持のために使用。
▶ 慢性閉塞性肺疾患（COPD）：呼気・吸気のバランスが崩れ、酸素化の維持が厳しく、呼吸筋も疲弊してしまう。そのため、人工呼吸器を使用して、酸素化の改善や呼吸仕事量の軽減を行う。

 POINT

- 訪問看護では、病名が睡眠時無呼吸症候群の場合は呼吸器装着として算定できないが、その他の病名で呼吸器を装着する場合は医療保険が介護保険よりも優先される。訪問看護指示書に記入してもらう。

呼吸器の種類

▶ 気管切開を伴わない人工呼吸器：マスクによる非侵襲的陽圧換気（NPPV）
▶ 気管切開を伴う人工呼吸器：気管切開下陽圧換気（TPPV）

看護師がすること

▶ 呼吸器導入前
- 本人の意思確認
- 本人の意志をふまえた、家族の意思確認
- 導入後の生活の変化を、家族も含めイメージする

▶ 導入後
- 本人の意志表示、コミュニケーション手段の確保
- 医師の指示する設定値など確認
- チェックリストを用いた客観的観察や主観的観察
- 気管切開部やマスク装着部の皮膚状態の観察
- アラーム時の原因は解決されているか
- 24時間緊急時体制の確認（誰がどこに連絡をするかを確認）
- 家族の休息の確保

訪問時に毎回確認すること

	確認項目
確認	・人工呼吸器電源（AC/内部バッテリー/着脱バッテリー） ・回路の接続、破損の有無、呼気弁の向き ・回路内結露、ウォータートラップの水の廃棄と接続 ・キーパットロック ON/OFF　・チェンバー水量 ・電源 ON/OFF　・温度設定 ・バックバルブマスク/テストラング　・着脱バッテリー ・呼気フィルター（点検/交換/清掃） ・添加酸素流量（L/min）　・回路交換
実測値	・呼吸回数（RR）　・1回換気量（TV） ・リーク（空気漏れ） ・最高気道内圧（PIP） ・平均気道内圧（MAP） ・I：E比（吸気：呼気時間比） ・呼気分時換気量（V_E）

「リーク（空気漏れ）」について：インシデントが起こりやすい。回路などの緩みによって送気が十分にできず、低酸素状態になってしまうため注意する

POINT

- 人工呼吸器の利用開始や機種変更時は、メーカー担当者に設定方法・機種の特徴について説明してもらうと、看護師の心構えができてよいケアにつながる。

デキナース
- アラーム時の対応が書いてある機器説明書は、決まった場所（自宅・事務所）に置いて関係者に周知する。
- 呼吸器を装着後、「こんなはずじゃなかった」と言われることもある。本人・家族の気持ちは常に揺らぐ。本人・家族の話を受け止め、呼吸器の導入を決意したことがポジティブに受け入れられるように、時間をかけて伝える。
- 支援者間での、情報共有の時間の確保も必要。

在宅人工呼吸療法　医療的ケア

▶ アラームのトラブルシューティング

	アラームの種類	考えられる原因
致命的アラーム	最低分時換気量	● 呼気換気量が設定値に満たない ● 呼気換気量が満たす自発呼吸検出(トリガー)設定不良 ● 自発呼吸量の低下　● 呼吸回路のガス漏れ
	最低気道内圧	● 呼吸回路の亀裂や破損 ● 各接続部からのガス漏れ ● ウォータートラップ接続不良
	無呼吸	● 患者の自発呼吸の減少
	低電圧	● 停電/コンセントはずれ
合併症予防アラーム	最高気道内圧	● パッキング　● 呼吸回路のねじれや閉塞 ● 分泌物の貯留　● ファイティング
	最高分時換気量	● 呼気換気量増加 ● 自発呼吸検出(トリガー)設定不良
	頻呼吸	● 痛み、不安 ● 自発呼吸検出(トリガー)設定不良
本体異常	酸素濃度異常	● 酸素濃度センサーの不良
	フローセンサーの不良	● フローセンサーの不良
	供給ガス圧異常	● 医療ガス(酸素・圧縮空気) ● 配管設備のアウトレットへのホースアセンブリの接続不良、漏れ
	本体異常	● 本体の故障など
加湿加湿器	温度センサー	● 呼吸回路内の結露 ● 温度センサー(プローブ)断線/接続不良 ● ヒーターワイヤーの接続不良
	空焚き	● 加湿チャンバー内の滅菌精製水の不足

野口裕幸：auto-PEEPってなに？. 道又元裕編：新人工呼吸ケアのすべてがわかる本. 照林社，東京，2014：37. より引用

人工呼吸器の回路図

▶ 人工鼻で加湿するタイプ　　　　▶ チェンバーで加湿するタイプ

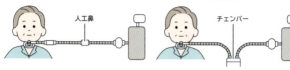

ベッドサイドの物品の配置

▶ 急変時にすぐ対応できるように、物品は決まった場所に置き、整理整頓する。

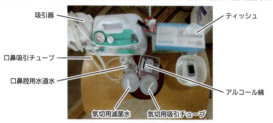

ベッドサイドの注意点

▶ 呼気弁の上には布団などを掛けないように気をつける。
▶ 全回路が常に見えるようにベッド上を整理し、回路を外して吸引する際に落屑や毛髪などが気切部に入らないように清潔にする。
▶ 回路が重力で下がることで喉元が引っ張られないように、洗濯ばさみなどで寝具に挟む。

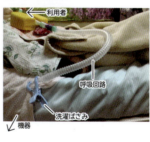

> **POINT**
> ⊙ 気切孔に肉芽ができるときは、気切孔が回路の重さで引っ張られていると考える。気切孔が引っ張られないように、タオルなどを使って回路の位置を工夫する。

> がん薬物療法

在宅がん薬物療法のケア

短期入院後、通院治療をしながら在宅療養をするがん患者が増えている。治療を継続しながら、副作用症状に対応し、身体的症状に限らず、日常生活の自立度や精神、社会、経済的なサポートについても視野を広げ、支援していくことが必要である。

▶ 副作用の発現時期

- ▶ がん薬物療法中の利用者は、副作用として現れる身体的症状をコントロールすることが大切。
- ▶ 治療開始からの日数と訪問日がどの時点にあるか、症状の観察、ケアを行い、次回訪問予定日までに予測されることや生活上留意したほうがよいこと、主治医に伝えるべきこと（必要時、訪問看護師から報告）を伝える。

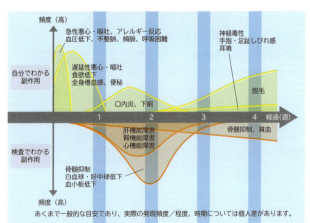

国立がん研究センターがん情報サービス：「薬物療法 もっと詳しく」．https://ganjoho.jp/public/dia_tre/treatment/drug_therapy/dt02.html（2025.2.26.アクセス）より転載

▶ 在宅がん薬物療法の留意点

▶ 在宅でのがん薬物療法では、曝露のリスクに留意して、療養を支援し、ケアする必要がある。

項目		留意点
持続注入点滴の場合		・点滴チューブやポンプ注射器など医療廃棄物は、**一般ごみでは廃棄できない** ・病院に持って行き処分できるよう、また本人以外の人が**点滴液を触らないように**留意し、家族に注意喚起する
内服抗がん薬の場合	管理方法	・抗がん薬は、子どもやペットの手の届かない場所に保管する ・湿度や気温の高い場所には置かない
	服用方法	・**利用者自身で内服**してもらう ・手伝う場合は、手袋とマスクを着用する ・援助の途中で皮膚に付着したり、目に入った場合は、石けんと流水で洗い流す。異常が出現した場合は、受診する
排泄時の対応	トイレ	・飛散を防ぐため**座って排尿し、必ずふたを閉めてから流す** ・尿がこぼれた場合は、利用者自身が必ずトイレットペーパーでふき取ってトイレに流す ・排泄後は流水と石けんで手を洗う
	おむつ	・家族またはケア支援者が対応する場合は、マスクと手袋を着用する ・排泄物には抗がん薬が残っている可能性があるため、利用者の陰部・殿部は毎回石けんで洗い流すことが望ましい ・使用済おむつやおしり拭きなどは2重にしたビニール袋に入れ、**密閉して家庭ごみとして廃棄**する
	ストーマ	・おむつ同様、排泄物を除去したストーマ装具などは、2重にしたビニール袋に入れ密閉して**家庭ごみとして廃棄**する
洗濯物の取り扱い		・嘔吐物、排泄物、汗がついたものは、手袋・マスクを着用し、まず汚れを手洗いしてから、他の家族の洗濯物と**一緒に洗濯してよい**

愛知県がんセンター化学療法チーム:日常生活の注意点. https://cancer-c.pref.aichi.jp/wp/wp-content/uploads/side-effects_12.pdf (2025.2.26.アクセス) をもとに作成

がん薬物療法に関する業務と曝露の経路

▶ 曝露のリスクは利用者・家族だけではなく、かかわるスタッフにも及ぶ。業務内容や曝露の経路に注意する。

業務	● 調剤 ● 運搬、保管 ● 投与準備 ● 投与中 ● スピル（薬液のこぼれ）およびその処理 ● 薬物が付着した物品の廃棄 ● 排泄物の取り扱い ● リネンの取り扱い
曝露の経路	● 接触（直接触れる、薬剤と皮膚や目が接触） ● 吸入（エアロゾル化した薬剤の吸い込み） ● 摂取 ● 針刺し

菅野かおり：HD（hazardous drug）による曝露．勝俣範之，菅野かおり編：がん治療薬まるわかりBOOK第2版，照林社，東京，2022：397．をもとに作成

デキナース
● 利用者が病院から持ち帰ったパンフレットなどを一緒に見ながら、副作用や生活上の注意点を共有・指導するとよい。

創傷ケア

皮膚のトラブル

 細菌やウイルスなどで、皮膚の状態に変化が起きる。

原因別・皮膚発赤の対応

項目	特徴	対応
帯状疱疹（水痘帯状疱疹ウイルス）	・神経に沿って発疹が発生し、痛みや熱感がある（高齢者は症状がないこともある） ・高齢者や免疫力が低下した場合に起きやすい ・体の中心線を超えない	痛みがある場合は保湿を行い、下着や衣服と擦れないように患部にガーゼ＋包帯、または胸帯、腹帯を巻く
蜂窩織炎（細菌感染）	・真皮から脂肪組織の浮腫部位に熱感・腫脹・発赤が出る ・片側性が多い 浮腫部位	・傷が皮膚上にある場合、洗浄＋抗菌薬（軟膏）＋ガーゼで保護
壊死性筋膜炎（細菌感染）	・急激に強い圧痛や腫脹が広がる。皮膚がある場所にできるため、頭から足まで広がる ・痛い主訴は聞き逃さないようにする	・入院加療を勧める。入院までは蜂窩織炎と同様

> POINT

- 写真を撮って経過観察をする。前回からどのように変化しているのか判断できる。
- 主治医にも視覚的に報告でき、早期対応が可能となる。

デキナース ● ガーゼを皮膚に留めるためにテープを使うと、重力でテープが皮膚を引っ張り、痛みの原因になる恐れがある。包帯や腹帯などを巻いて留めるなど工夫する。

発疹の種類

原発疹	斑	紅斑	毛細血管の拡張と充血。圧迫で消退する
		紫斑	真皮、皮下組織内への出血。圧迫で消退しない
		白斑	色素脱失や局所の貧血
		色素斑	メラニンやヘモジデリンによる黒褐色の斑
	隆起	丘疹	直径5mm程度まで
		結節	直径3cm程度まで
		腫瘤	3cm以上
		水疱	透明な内容物を有する
		膿疱	黄白色の膿性内容物を有する
		膨疹（蕁麻疹）	一過性の隆起
続発疹	欠損	表皮剥離	表皮の一部欠損
		びらん	表皮までの欠損
		潰瘍	真皮、皮下組織に及ぶ欠損
		亀裂	線状の欠損
		瘢痕	欠損した皮膚が肉芽組織増生により修復されたもの

澤瀬早苗：在宅人工呼吸療法の管理．健和会 訪問看護ステーション編：訪問看護アイデアノート．照林社，東京，2021：156．より引用

報告するときのポイント

- 発疹の種類
- **数**：単発か多発か
- **形状**：円形・楕円形・半球状・有茎状・尖圭状・いぼ状のどれか
- **配列**：限局性・播種状・遠心性・連圏状・断続性のどれか
- **大きさ**：原則として数値表記を用いる。

創傷ケア

スキン-テア

皮膚が弱っていたり、圧が強くかかったりして、表皮・真皮が破れてしまった創。早急に対応し、感染を予防する。

確認すること
① 出血している場合は止血する。
② 原発疹（斑、隆起）か、続発疹（欠損）か。
③ 原因は何が考えられるか。
④ 新しい創は医師に報告する（帯状疱疹、蜂窩織炎、壊死性筋炎はその場で相談する）。

ケアの基本
▶ 排膿していれば石鹸水でよく洗い、水道水でよく流す。
▶ 軟膏などを塗って保湿をする。
▶ 必要に応じてガーゼなどで保護する。
▶ 感染しないよう、24時間は密閉しないほうがよい。

スキン-テアの対応
① 止血をする。
② テープを貼る部分も含め、広く洗浄する。
③ ワセリンなどを使用して優しく皮膚を伸ばして戻す。

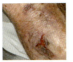

④ 創傷皮膚剤で保護する。

⑤ 包帯などで固定する。その際、周囲の皮膚に圧がかかるため、テープの使用は避ける。

- 滲出液でガーゼがくっついてしまう場合、創傷用のパッドかラップを当ててからガーゼを当てる。
- ラップを小さく切るときは、広告紙などにラップを挟んで切ると希望どおりの大きさに何枚も切ることができる。

褥瘡ケア

褥瘡の評価

 褥瘡とは、「体重で圧迫されている場所の血流が悪くなったり滞ることで、皮膚の一部が赤い色味をおびたり、ただれたり、傷ができてしまう」[3]こと。また皮膚の表面だけでなく、皮膚の中にある骨に近い組織が傷ついている場合もある。

褥瘡の評価

- 褥瘡が悪化しているとみられるときや、処置・薬が変更になったときに、DESIGN-R®2020[4]を用いて評価する。
- 具体的な項目は、Depth（深さ）、Exudate（滲出液）、Size（大きさ）、Inflammation/Infection（炎症/感染）、Granulation（肉芽組織）、Necrotic tissue（壊死組織）、Pocket（ポケット）の7項目である。

評価時のポイント

- **深さ**：皮膚の損傷なく赤くもないか、3秒間圧して発赤が改善しないか、真皮・皮下組織・関節腔まで壊死組織があるか、または持続する発赤があるが皮膚損傷がないため不明か
- **滲出液**：滲出液の有無や量、ドレッシング材の交換頻度をみる
- **大きさ**：長径×短径（長径を測定し、直交する最大径が短径になる）を計測
- **炎症・感染**：排膿の有無、発赤、熱感の有無をみる
- **肉芽組織**：ピンク色の肉芽（良性の肉芽）が全体の創面の何％を占めているか
- **壊死組織**：白色、クリーム色、黒色部分が硬いか、やわらかいか
- **ポケット**：ポケット全周（長径×短径）―潰瘍面（見えている長径×短径）

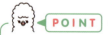 POINT

- 褥瘡の評価は少なくとも週に1回、同一体位（向き）で行う。

 デキナース
- 深さは、皮膚が損傷をしていなくても、皮下組織から体の中心部にかけて壊死している場合もある。皮膚を触って感触を確認し、深さを測定できない褥瘡を見逃さないように注意する。

褥瘡ケア

褥瘡の予防と看護

 皮膚のズレ、摩擦、圧迫、過湿潤、低栄養など原因を考えて、対策を行う。

褥瘡の予防

▶ 1週間に1回以上評価して、同じ状態もしくは悪化していたら対策を再検討していく。初期対応が治癒期間を左右する。

対策の観点

- 洗浄
- 保湿
- 除圧
- 低栄養の予防

必要エネルギー量の算出

褥瘡予防のために必要なエネルギー量＝現体重 kg × 25〜30kcal／日
創傷治癒に必要なエネルギー量＝現体重 kg × 30〜35kcal／日

デキナース
- 低栄養予防のため、栄養補助食品（≫ p.70）を利用する。今までの食事の代替ではなく、食事にプラスしておやつの感覚で摂取してもらう。

一般社団法人日本褥瘡学会：褥瘡について. https://www.jspu.org/general/about/（2024.10.20.アクセス）より引用

褥瘡発生直後の対応

- 早期発見、早期対処が大切。
- 発生状況と原因を把握し、マットレス・クッションの検討、体位交換、仙骨座りをしないなどの除去を図る。
- 十分な量の微温湯で洗浄する、褥瘡周囲の皮膚も保湿剤で保湿する
- 関節拘縮、筋の萎縮予防のリハビリテーションを行う。ポジショニングを検討する
- 現状よりも多くエネルギー（栄養）の摂取を促す
- 深部組織損傷（DTI）の可能性がある場合は、毎日の観察を怠らず、創部の状態に合わせてケアを変更する。

▶褥瘡ケアの基本

スキンケア

- 予防に準じる。
- 創周囲のスキンケアも行う。

創面の洗浄

- 基本は洗浄であり、消毒は必要ない。
- 十分な量の生理食塩水または水道水で行う。
- 創の状態に合わせ、目的を把握したうえで行う（壊死組織、膿の除去、創面の古い薬剤除去など）。
- 滲出液などをできるだけ除去できるように、石鹸の泡を使い水道水でしっかり流す。
- 滲出液が多い場合、毎日または1日2回の包帯交換ができるようにサービス調整を行う。

> **POINT**
>
> ⊙ 排泄物で創部が過湿潤または汚染する場合、尿とりパットの当て方など工夫をするか、期間限定での尿道カテーテルや排便コントロールを行うことを検討する。

デキナース
- 利用者は痛みによって体動が少なくなるため、衣類やシーツのしわで褥瘡ができないように配慮し、皮膚状態を観察する。

▶ 状態別ケア

d1	● 創面の保護：油脂性基剤の軟膏、創傷被覆材の使用 ● 環境調整：予防の方法に準ずる
d2	● 水疱は破らないのが基本：油脂性基剤の軟膏、創傷被覆材（ポリウレタンフィルム、ハイドロコロイド剤）の使用 ● びらん、浅い潰瘍：油脂性基剤の軟膏、創傷被覆材（ポリウレタンフィルム、ハイドロコロイド材）の使用 注意 創は乾かすと治るのではなく治ると乾く ● 環境調整：予防の方法に準ずる

D3以上		壊死組織に覆われていると、正確な深さの判定ができないことを念頭に置く
	治療方針の決定	完全治癒、在宅治療が可能な状態など、ゴール設定によってケアプランは変化する
	創面の清浄化（デブリードマン）	● 膿をしっかり洗い流す ● 壊死組織をできるだけ減らす ● 外科的デブリードマンの時期は医師と相談する ● 創の洗浄と清浄化
	感染コントロール	● 抗菌薬の使用 ● 全身感染徴候のある場合、抗菌薬の全身投与を検討する
	滲出液	● 滲出液の性状、量や創部の感染の有無などから薬剤、被覆材を判断する ● 滲出液量に合わせ、ドレッシング材を選択する
	治療薬剤の選択	● 創部の状態と合っているか定期的に評価
	栄養評価／サポート	栄養の調整 ・創部からの滲出液で低タンパクに陥りやすいため注意 ・栄養補給方法の検討 ・栄養サポートチーム（NST）、管理栄養士の介入
		環境調整：予防に準ずるが、体位が制限されるため、よりきめ細やかな配慮が必要となる

佐奈明彦，大場操：褥瘡とスキンケア．瀧川雅浩，白濱茂穂編，皮膚科エキスパートナーシング改訂第2版，南江堂，東京，2018：57-61．をもとに作成

血糖値

グルコースモニタシステムによる血糖測定

 グルコースモニタシステム（FreeStyleリブレ2など）の導入が増えている。利用者や家族に必要な注意点を指導できるようにしておく。

▶ FreeStyleリブレ2使用の注意点

センサー	● つけたまま入浴してよい。プールでは水深1m×30分まで ● 貼る場所は上腕後ろ側。ほくろ、傷、筋肉の割れ目、インスリン注射部位は避ける ● 前回貼った場所と異なる場所に貼る ● 引っ掛けると取れてしまうことがある ● 2週間に1回の定期交換が必要 ● X線撮影、CT・MRI検査前は外しておく ● 飛行機に乗る場合は保安検査係員に申し出る ● 使用済みセンサーの廃棄方法は各自治体へ確認する（電池が内蔵されていたり、針が付いていたりするため）
専用Reader	● 1週間に1回は充電が必要 ● 測定結果は主治医へデータ送信される場合がある

▶ センサー装着時のチェックポイント

▶ 装着前に下記の点を確認する。

- センサーを利用者が取ってしまうことがないように、認知能力の低下、知的障害、何かに引っかけるなどのリスクがないか
- センサーが外れた場合に、家族に貼り直してもらう、もしくは関係機関にすみやかに連絡してもらうことができるか
- 必要時、利用者自身で8時間ごとのデータを取ることができるか、夜間や朝方に測定できるか

血糖値

低血糖症状

低血糖とは、糖尿病を薬で治療している利用者に高い頻度でみられる緊急の状態のこと。食事量が少量のときや、食事を抜いた後の空腹時、激しい運動の後にも低血糖になりやすいため、注意が必要である。

▶ 低血糖の診断

- ▶ 低血糖症状がなくても、血糖値が70mg/dLより低い場合。
- ▶ 血糖値が70mg/dLより高くても、低血糖症状がある場合。

血糖値と低血糖症状

- ▶ 一般に、血糖値が70mg/dL以下になると、ヒトの体は血糖値を上げようとする。また、血糖値が50mg/dL未満になると、脳などの中枢神経がエネルギー（糖）不足の状態になる。そのときに生じる特有の症状を、低血糖症状という。
- ▶ 人によっては、血糖値が70mg/dL以下でなくても治療などによって血糖値が急激に大きく下がることでも、低血糖症状が生じることがある。逆に、血糖が70mg/dLより低くなっても、症状が生じない人もいるため注意が必要。

血糖値	主な低血糖症状
55mg/dL程度	交感神経症状：発汗、振戦、動悸、悪心、不安感、熱感、空腹感、頭痛
50mg/dL程度	中枢神経症状：眠気、脱力、めまい、疲労感、集中力低下、霧視、見当識低下、不安感、抑うつ、攻撃的変化、不機嫌、周囲との不調和
30mg/dL程度	大脳機能低下：けいれん、意識消失、一過性片麻痺、昏睡

日本糖尿病学会：低血糖にはどう対応するか．糖尿病診療ガイドライン．南江堂，東京，2024：452．より引用

グルコースモニタシステムによる血糖測定／低血糖症状

医療のケア

POINT

- ◎ 血糖値が50mg/dLよりも低くなると、昏睡など意識のない危険な状態（重症低血糖）になってしまうことがある。

血糖値

低血糖への対処

低血糖をそのままにすると、命に危険が及ぶことがあるため、すみやかに対処する必要がある。

▶ 低血糖を起こしやすいとき
- 食事の量が少ない、食事の時間が遅れた。
- 運動量が多すぎる、空腹時に激しい運動を行った。
- インスリン注射が不適切。

▶ 利用者が自宅で低血糖症状を起こした場合
- 意識がある場合
  ①血糖測定ができる場合はしてもらう。できない場合は無理に測定しなくてよい。
  ②ブドウ糖10gまたはブドウ糖を含む清涼飲料水、砂糖20gを摂取してもらい、安静にする。
  ③症状が改善したら食事を摂取してもらう。
- 意識がない場合
  ①救急要請（119番）
  ②ブドウ糖や砂糖を少量の水で溶かし、口唇や口腔内に塗る（救急車が到着するまでの応急処置）

▶ 利用者が外出先で低血糖症状を起こしそうな場合
- 常にブドウ糖やスティックシュガーを持ち歩き、低血糖症状になりそうなときは摂取する。

▶ 睡眠時低血糖症状の予防
- 夕食と朝食の間の時間が空くため、睡眠中に低血糖を起こす場合がある。
- 就寝前にナッツやビスケットなどを少量摂取するとよい。

デキナース
- 糖尿病の薬のなかには、低血糖を起こす可能性が高いものと、そうでないものがある。内服している薬が低血糖を起こす可能性が高いかどうか、確認しておく。

終末期・エンゼルケア

終末期のケア

全人的苦痛の理解

 死期が近づいていると感じたとき、人はさまざまな痛みを抱え、多様な痛みが複雑に絡みうる。また、何が一番大切か、何が一番苦痛かは人によって違う。

▶ 全人的苦痛（トータルペイン）

▶ 苦痛の強さ、死を受容する上で妨げている苦痛、支援があれば解決できる苦痛かどうかといった視点から、優先順位をつけて対応する。

社会的苦痛
- 経済的問題
- 家族への影響
- 仕事への影響

身体的苦痛
- がん疼痛
- 治療や処置に伴う痛み
- 呼吸困難、悪心・嘔吐、腹水、不眠、浮腫など

全人的苦痛

精神的苦痛
- 不安、抑うつ
- イラつき
- 悲しみ
- 孤独感

スピリチュアルペイン
- 「自分は生きる価値がない」
- 「なぜ自分がこんな目に」
- 「死んだらどうなるのか」
- 「自分は人に迷惑をかけている」

POINT
- まずは共感的態度で傾聴する。
- 看護師にはただ傾聴するしかできない場合もある。利用者が、話すこと・聴いてもらえることで、利用者自身で答えを見つけられるような聴き方を心がける。

終末期のケア

看取りの準備

 予測される変化をとらえ、別れのときが近づいたと感じたら、準備を開始する。

▶ 予測される変化

傾眠	・眠る時間が増え、うつらうつらするようになる
食事量の低下	・**食べる量や飲む量が自然と減る**。摂取量がこれまで通りでなくても大丈夫 ・本人が食べたいものを、食べられる量だけ食べてもらう ・氷やアイスクリームなど冷たいものは食べやすい ・ガーゼや口腔ケア用スポンジに水やお茶を含ませて、口腔内を湿らせてもよい ・好きなものを最期までおいしいと思えるように、口腔ケアは忘れず行う ・特に経口摂取量の低下は、自然な経過と受け止められず、強い不安を覚える家族も少なくない。食べられないことが**誰の苦痛なのか**アセスメントする
意識混濁	・**急に大きな声を出したり、落ち着きがなくなったりすることがある** ・そばにいたり、薬を調整したりすると落ち着くことがある ・身の置き所がなさそうなときは、体位変換や除圧を行う また、好きな音楽をかけたり手足をさすったりするとよい

▶ 時間があるときに確認しておきたいこと

最期をどこで過ごしたいか	・自宅か、つらくなったら入院したいか、緩和ケア病棟に入りたいかなど
状態が変化したときの連絡先	・訪問看護や、訪問診療の電話番号など
やり残したこと、会っておきたい人	・遂行できるように、支援を行う
葬儀の準備	・葬儀会社を探す、最期に着たい服の準備、葬儀で使う写真の選定、貯金通帳の整理など

家族支援

家族に伝えたいこと

 核家族化が進み、看取り経験のない家庭が増えている。家族がとまどいやすいこと、後悔につながりうることは、事前に伝えておく。

▶ 残り数日のときに家族に伝えること

- 会ってほしい人に連絡するように伝える
- 本人のタイミングで息を引き取るため、普段どおりの生活でよい
- 聴覚や触覚は最期まで残っているといわれている。また、声かけ、手足をさすられること、通常の生活音は本人にとって心地よい
- ゼロゼロという呼吸音や喘いだ呼吸があっても、本人は苦しさを感じていない
- 看取りが近づくと、どのような呼吸になるのか（下顎呼吸などの努力様呼吸、下記を参照）
- 呼吸停止時の第1連絡先を再確認する

▶ 最期が近づいたときにみられる努力様呼吸

下顎呼吸	口をパクパクさせて喘ぐような呼吸
鼻翼呼吸	吸気時に鼻翼が膨らむ
肩呼吸	呼吸にかかわる筋をすべて動かそうとした結果、肩が上下する

POINT

⦿ これが初めての看取りという家族も少なくなく、例えば「肩呼吸」と一口に言われても想像が難しい。具体的な症状を伝えて、わかりやすい説明をすることが大切。

デキナース
- 予後がどれくらいかを利用者や家族が知りたがったとき、やり残したことをやるのにどれくらい時間が残っているか知っておいたほうがよいときは、医師にムンテラしてもらう機会を設定する。予後予測の根拠として、PPIやPaPスコアを根拠に用いる医師もいる。

ムンテラ
- ムントテラピー（Mundtherapie）の略で、診療や病状に関する説明を通して治療すること。

PPI
- 身体所見や活動性から予後予測する。血液検査をする必要がない。

PaPスコア
- 血液データが必要となるが、そのぶん精度も高い。

▶ 死の3徴候

▶ 呼吸停止　　▶ 心停止　　▶ 瞳孔散大

POINT
- 医師がすぐには予後を利用者に伝えないこともある。しかし、その間に利用者の状態は変わっていく。看護師自身でも予後予測をし、今後のケアや家族支援の進め方を考える。

エンゼルケア

エンゼルケアのコツ

 ご遺体は、腐敗の一途をたどり、乾燥しやすく、治らない。よって、冷却・保湿・傷つけないことが重要。

▶ エンゼルケアの実施順序

①口腔ケア
↓
②上半身の清拭・更衣
↓
③下半身の清拭・陰部洗浄
↓
④メイク

- 小さい筋肉から硬直が始まるので、左記の順序で行うとよい。

▶ エンゼルケアのポイント

冷却	● すぐに保冷剤・氷枕で、胸部・腹部を冷却する
顔のケア	● 口腔ケアをして、義歯をはめておく ● 眼脂は綿棒などで拭っておく ● チューブ類は早めに圧迫を解除しておく ● 目が閉じない:まぶたを持ち上げ、2mm角程度に切ったティッシュペーパーを、ピンセットで眼球とまぶたの間に入れる ● 口が閉じない:バスタオルで頭を挙上し、下顎の下にはタオルを入れて保持。口腔内、下顎の一番奥の穴に綿を詰める
保湿	● 衣服から出ている部位は、ワセリンやベビーオイル、クリームで保湿する
メイクなど	● ワセリンやベビーオイル、クリームで保湿してから行う ● 黄疸がある:濃い黄色やオレンジ色のファンデーションをベースに使用。時間の経過とともに黄色→淡緑→淡緑灰色へ変化することを、家族に事前に伝えておく。 ● 女性だけでなく男性も、頬・額・鼻先・耳介にチークをつけると顔色がよく見える ● 髭剃りは、クリームや石けんを用いてやさしく
その他	● テープ・ドレッシング材は、ぬらすかオイルでやわらかくしてからやさしく剥がす(傷は時間が経つと茶色く目立つため)

文献

1) 日本老年医学会:手段的ADL評価法 Lawtonの尺度.高齢者診療におけるお役立ちツール.https://www.jpn-geriat-soc.or.jp/tool/pdf/tool_13.pdf?20220218(2025.2.26.アクセス)

2) 日本消化菅学会編:便通異常症診療ガイドライン2023—慢性便秘症.南江堂,東京,2023.

3) 日本褥瘡学会:褥瘡について.https://www.jspu.org/general/about/(2025.2.26.アクセス)

4) 日本褥瘡学会:改訂DESIGN-R®2020コンセンサス・ドキュメント.照林社,東京,2020.

5) 医療法人財団健和会 訪問看護ステーション:訪問看護アイデアノート.照林社,東京,2021.

6) 大川弥生:「国際生活機能分類－国際障害分類改訂版－」(日本語版)の厚生労働省ホームページ掲載について.厚生労働省第1回社会保障審議会統計分科会生活機能分類専門委員会参考資料.https://www.mhlw.go.jp/stf/shingi/2r9852000002ksqi-att/2r9852000002kswh.pdf(2025.2.26.アクセス)

7) 花王株式会社:リリーフ大人用おむつ ラインナップ(男女兼用).https://www.kao.co.jp/content/dam/sites/kao/www-kao-co-jp/relief/pdf/relief_lineup.pdf(2025.2.26.アクセス)

8) 医薬品医療機器総合機構:グリセリン浣腸の取扱い時の注意について.https://www.pmda.go.jp/files/000143821.pdf(2025.2.26.アクセス)

9) 山善製薬株式会社:ディスポーザブル グリセリン浣腸剤 グリセリン浣腸「ヤマゼン」添付文書.2023.https://pins.japic.or.jp/pdf/newPINS/00048196.pdf(2025.2.26.アクセス)

10) 厚生労働省:日本人の食事摂取基準(2025年版)策定検討会報告書.2024:144.https://www.mhlw.go.jp/content/10904750/001316585.pdf(2025.2.26.アクセス)

11) 厚生労働省 令和元年食事摂取基準を活用した高齢者のフレイル予防事業:食べて元気にフレイル予防,2019:2.https://www.mhlw.go.jp/content/000620854.pdf(2025.2.26.アクセス)

12) 佐野美和:人工呼吸器看護、これだけは押さえよう!モードやアラーム対応を解説お役立ち情報.レバウェル看護,2024.https://kango-oshigoto.jp/media/article/50169/(2025.2.26.アクセス)

13) 椎名美恵子, 家崎芳恵編:ナースのためのやさしくわかる訪問看護. ナツメ社, 東京, 2017:12-14.
14) 柴田愛子:ストーマ. 倉敷中央病院 消化器センター編, Cocco mina消化器, 照林社, 東京, 2022:165-167.
15) OPTI　厚生労働科学研究 がん対策のための戦略研究 緩和ケア普及のための地域プロジェクト:これからの過ごし方について:3-12. http://gankanwa.umin.jp/pdf/mitori02.pdf (2025.2.26.アクセス)
16) 小林光恵編:説明できるエンゼルケア. 医学書院, 東京, 2011.
17) 厚生労働省:栄養・食生活, e-ヘルスネット. https://www.e-healthnet.mhlw.go.jp/information/food (2025.2.26.アクセス)
18) 大河原知嘉子, 齋藤やよい:食事・栄養. 香春知永, 齋藤やよい編, 基礎看護技術 (改訂第3版), 南江堂, 東京, 2018:375-376.
19) 山田律子:食事・食生活. 北川公子編, 系統看護学講座専門分野Ⅱ老年看護学, 医学書院, 東京, 2018:157.
20) 日本歯科医師会:オーラルフレイルについて. https://www.jda.or.jp/enlightenment/oral/about.html (2025.2.26.アクセス)
21) 谷野浩太郎編:令和6年度6月版 介護保険・医療保険訪問看護業務の手引. 社会保険研究所, 東京, 2024:135.
22) 宮聖美, 縣智香子, 佐藤美智子:点滴 (輸液) の管理. 坂本すが, 井手尾千代美監修, 木下佳子編, 完全版ビジュアル臨床看護技術ガイド, 照林社, 東京, 2015:182.
23) 吉田左知子, 瀧川愛:胃瘻の造設 (PEG) と管理. 坂本すが, 井手尾千代美監修, 木下佳子編, 完全版ビジュアル臨床看護技術ガイド, 照林社, 東京, 2015:602.
24) 林章敏監修:これならわかる!初めての緩和ケア. ナツメ社, 東京, 2020:2-25.
25) アボットジャパン合同会社:機械器具20体液検査用器具グルコースモニタシステム Freestyleリブレ2 (センサー) 添付文書. 2023. https://www.myfreestyle.jp/hcp/products/freestyle-libre/pdf/pdf-spec-03.pdf (2025.2.26.アクセス)
26) アボットジャパン合同会社:Freestyleリブレ2使い方ガイド. https://www.myfreestyle.jp/hcp/support/pdf/pdf-material-13.pdf (2025.2.26.アクセス)
27) 公益財団法人日本糖尿病協会:正しく捨ててる?在宅医療廃棄物:1-6. https://www.myfreestyle.jp/patient/support/pdf/pdf-material-05.pdf (2025.2.26.アクセス)

28) 塚越みどり：3．呼吸．香春知永，齋藤やよい編：看護学テキストNiCE 基礎看護技術 看護過程のなかで技術を理解する［DVD付］．南江堂，東京，2009：292．

29) 藤田田夫編：入門人体解剖学 改訂第4版．南江堂，東京，2009：174-177．

30) 伊豆津宏二，今井靖，桑名正隆，他編：今日の治療薬2025，南江堂，東京，2025：299, 402, 911-920．

31) 日本糖尿病学会：インスリン製剤、GLP-1受容体作動薬 一覧表，2024．
https://www.jds.or.jp/uploads/files/education/insulin_glp-1_list_2024.pdf（2025.2.26.アクセス）

32) 日本呼吸器学会：市民のみなさまへ 呼吸器の病気I．その他I-04過換気症候群．
https://www.jrs.or.jp/citizen/disease/i/i-04.html（2025.2.26.アクセス）

33) 稲垣中：GAF尺度って何？イチから学ぶ基礎知識．訪問看護と介護 2020；25（9）：702-708．

34) 健和会：健和会訪問看護ステーション事故対応手順，2017．

35) 瀧川雅浩，白濱茂穂編：皮膚科エキスパートナーシング改訂第2版．南江堂，東京，2018．

36) 大正製薬株式会社：製品情報サイト酸化マグネシウム．
https://www.taisho-kenko.com/ingredient/48/（2025.2.26.アクセス）

37) 皇漢堂製薬株式会社：センノシド錠12mg「クニヒロ」添付文書．2024：1．
https://pins.japic.or.jp/pdf/newPINS/00062614.pdf（2025.2.26.アクセス）

38) 芳野知栄：下剤．荒木博陽編，知らないと危ない！病棟でよく使われる「くすり」，照林社，東京，2018：167, 169．

39) 長生堂製薬株式会社：ピコスルファートナトリウム内用液0.75％「JG」添付文書．2024．1-2．https://www.pmda.go.jp/PmdaSearch/iyakuDetail/ResultDataSetPDF/450064_2359005S1291_1_04（2025.2.26.アクセス）

40) 吉本有希：炭酸水素水素ナトリウム・無水リン酸二水素ナトリウム．細矢美紀，里見絵理子，岡本禎晃：がん疼痛治療薬まるわかりBOOK第2版．照林社，東京，2023：242．

本書に登場する主な略語

略語	フルスペル	日本語（意味）
A ACE	angiotensin converting enzyme	アンジオテンシン変換酵素
ACP	advance care planning	アドバンス・ケア・プランニング
ADL	activities of daily living	日常生活動作
AED	automated external defibrillator	自動体外式除細動器
ALS	amyotrophic lateral sclerosis	筋委縮性側索硬化症
ARB	angiotensin Ⅱ receptor blocker	アンジオテンシンⅡ受容体拮抗薬
B BCP	business continuity plan	事業継続計画
BI	Barthel index	バーセルインデックス
BMI	body mass index	体格指数
BS	blood sugar	血糖値
BZD	benzodiazepine	ベンゾジアゼピン
C CKD	chronic kidney disease	慢性腎臓病
COPD	chronic obstructive pulmonary disease	慢性閉塞性肺疾患
COVID-19	Coronavirus disease 2019	新型コロナウイルス感染症
CT	computed tomography	コンピューター断層撮影
CVC	central venous catheter	中心静脈カテーテル
D DTI	deep tissue injury	深部組織損傷
F FIM	functional independence measure	機能的自立度評価表
FPS	face pain scale	表情尺度スケール
FTU	finger tip unit	（軟膏の適量）
G GAF尺度	global assessment of functioning scale	機能の全体的評定尺度
H HOT	home oxygen therapy	在宅酸素療法

	略語	フルスペル	日本語(意味)
H	HMV	home mechanical ventilation	在宅人工呼吸療法
I	IADL	instrumental activities of daily living	手段的日常生活動作
	ICF	international classification of functioning, disability and health	国際生活機能分類
J	JCS	Japan coma scale	ジャパンコーマスケール
M	MAP	mean airway pressure	平均気道内圧
	MCS	medical care station	メディカルケアステーション
	MRI	magnetic resonance imaging	磁気共鳴画像
N	NPPV	non-invasive positive pressure ventilation	非侵襲的陽圧換気
	NRS	numeric rating scale	数値的評価スケール
	NSAIDs	non-steroidal anti-inflammatory drugs	非ステロイド抗炎症薬
	NST	nutritional support team	栄養サポートチーム
O	OF-5	Oral frailty 5-item Checklist	オーラルフレイルのチェック項目
	OT	occupational therapist	作業療法士
P	PaPスコア	palliative prognostic score	(予後予測の指標)
	PCA	patient controlled analgesia	患者調整鎮痛法
	PEEP	positive end expiratory pressure ventilation	呼気終末陽圧換気
	PICC	peripherally inserted central catheter	末梢挿入型中心静脈カテーテル
	PIP	peak inspiratory pressure	最高気道内圧
	PPI	palliative prognostic index	(予後予測の指標)
	PT	physical therapist	理学療法士
	PUBS	purple urine bag syndrome	紫色採尿バッグ症候群
Q	QOL	quality of life	生活の質

	略語	フルスペル	日本語（意味）
R	RR	respiratory rate	呼吸数
S	ST	speech therapist	言語聴覚士
	SpO$_2$	saturation of percutaneous oxygen	経皮的酸素飽和度
T	Tmax	time of maximum concentration	最大血中濃度到達時間
	TPPV	tracheostomy intermittent positive pressure ventilation	気管切開下陽圧換気療法
	TV	tidal volume	1回換気量
V	V$_E$	expiratory volume	分時換気量

索引

和文

あ

アイスバー ……………… 69
アイスマッサージ ……… 69
悪性腫瘍 ………………… 30
アシドーシス …………… 121
アセトアミノフェン …… 111
圧抜き …………………… 56
アドバンス・ケア・プランニング（ACP）…… 8,9
アラーム ………………… 126
アルコール中毒 ………… 33
安否 ……………………… 51
安楽姿勢 ………………… 119

い

息切れ …………………… 35
息苦しさ ………………… 43
意識混濁 ………………… 142
意識障害 …………… 32,41
意識レベル ……… 29,32,47
意思決定 ………………… 8
異常な呼吸パターン …… 36
一時的ストーマ ………… 91
胃腸炎 …………………… 40
移動介助 ………………… 55
胃瘻 ……………………… 71
インシデント …………… 13
インスリン製剤（注射薬）
…………………………… 110
インスリン製剤の作用時間
…………………………… 110
陰部洗浄 ………………… 100
インフルエンザ ………… 30

う

運動ADL ………………… 25
運動療法 ………………… 72

え

エアロゾル ……………… 130
永久ストーマ …………… 96
栄養スクリーニング判定基準 ………………… 62
栄養補助食品 …………… 70
腋窩温 …………………… 29
壊死性筋膜炎 …………… 131
S状結腸ストーマ ……… 91
エネルギー摂取量 ……… 37
嚥下機能維持訓練 ……… 68
嚥下困難感 ……………… 67
嚥下体操 ………………… 68
嚥下反射 ………………… 65
炎症性肉芽 ……………… 95
エンゼルケア …………… 145

お

応急手当 ………………… 15
横行結腸ストーマ ……… 91
嘔吐 ………………… 41,45
オーラルフレイル ……… 67
お薬手帳 ………………… 102
悪心 ………………… 41,45
オストメイト …………… 91
オピオイド ……………… 116
おむつ …………………… 77

か

介護 ……………………… 10
介護食 …………………… 70
介護タクシー …………… 47
介護福祉士 ……………… 11
概日リズム ……………… 60
回腸ストーマ …………… 91
回腸導管 ………………… 92
外用薬 …………………… 113
解離性大動脈瘤 …… 40,46
顔色不良 ………………… 29
加害者 …………………… 49

下顎挙上 ………………… 41
下顎呼吸 ………………… 143
下行結腸ストーマ ……… 91
過呼吸 …………………… 36
風邪 ……………………… 30
家族 ……………………… 143
肩呼吸 …………………… 143
滑舌低下 ………………… 67
喀痰吸引 ………………… 31
カテーテルの固定方法
…………………………… 88
下部消化管の腸閉塞 …… 40
過眠 ……………………… 60
換気障害 ………… 35,36,38
換気量の維持 ………… 124
患者自己調整鎮痛法（PCA）
…………………………… 106
間食 ……………………… 72
感染症 …………………… 13
感染症 …………… 36,38
感染性胃腸炎 …………… 40
浣腸 ……………………… 83
がん薬物療法 ………… 128

き

気管支炎 ………………… 30
気管切開下陽圧換気（TPPV）………………… 124
器質性便秘症 …………… 81
既成孔（プレカット）…… 93
気切孔 …………………… 127
気道確保 ………………… 41
気道閉塞 ……………… 119
機能的自立度評価表（FIM）
…………………………… 25
機能の全体的評価尺度（GAF尺度）………… 27
吸引 …………………… 119
吸引器 ………………… 119
吸引チューブ ………… 119
救急要請 ………………… 48

152

急性胃腸炎 … 30
急性咽頭炎 … 30
急性心筋梗塞 … 44
急性膵炎 … 46
急性肺塞栓 … 44
急性腹症 … 40
仰臥位 … 55
共感的態度 … 141
狭心症 … 44,46
胸部大動脈切迫破裂 … 44
筋委縮性側索硬化症(ALS) … 124
緊急連絡先 … 11
筋性防御 … 79
筋肉内注射 … 104
筋肉量 … 64

く
クーリング … 31
クスマウル呼吸 … 36
薬の飲み合わせ … 103
くも膜下出血 … 42
クラークの点 … 105
グリセリン浣腸 … 83
グルコースモニタシステム … 138
クレーム … 13
群発頭痛 … 42

け
ケアプラン … 9
ケアマネジャー … 8,11
経管トラブル … 71
経口投与 … 102
警察 … 54
傾聴 … 35,141
経腸栄養剤 … 66
経鼻経管栄養 … 71
傾眠 … 142
稽留熱 … 30
下剤 … 114

血圧 … 29
血液透析 … 75
結核 … 30
血管迷走神経性失神 … 33
血糖降下薬 … 37,38
血糖値 … 139
解熱対応 … 29
解熱薬 … 31
下痢 … 45
健康状態 … 17
言語聴覚士(ST) … 11
原発疹 … 132

こ
口腔乾燥感 … 67
口腔ケア … 65
口腔ケア用ブラシ … 98
口腔ジェル … 98
口腔内の清潔 … 98
拘縮 … 55
交通事故 … 13,49
交通事故対応マニュアル … 13
硬膜下血腫 … 42
高流量鼻カニューレ … 122
高齢者に必要なタンパク質の食事摂取基準 … 64
高齢者の日常生活自立度 … 21
呼気終末陽圧換気(PEEP) … 122
呼気分時換気量(V_E) … 125
呼吸回数(RR) … 125
呼吸器疾患 … 120
呼吸器の管理加算 … 119
呼吸困難感 … 35,43
呼吸仕事量の軽減 … 124
呼吸数 … 29
国際生活機能分類(ICF) … 17

個人情報 … 12
個人情報保護 … 16,54
個人情報保護方針 … 16
固定テープ … 88

さ
サービスコーディネート … 10
座位 … 55
災害 … 13
災害伝言ダイヤル(171) … 14
細菌性髄膜炎 … 42
最高気道内圧(PIP) … 125
在宅医療 … 10
在宅患者連携指導加算 … 69
在宅がん薬物療法 … 129
在宅酸素療法(HOT) … 120
在宅人工呼吸療法(HMV) … 124
在宅生活 … 9
在宅チーム … 8
作業療法士(OT) … 11
嚥下 … 65
左側臥位 … 83
サプリメント … 103
酸素化の改善 … 124
酸素残量 … 122
酸素使用可能時間 … 122
酸素投与 … 120
酸素濃縮器 … 123
酸素ボンベ … 122
酸素マスク … 122
酸素流量 … 120
残存歯数減少 … 67

し
歯科 … 69
事業継続計画(BCP) … 13

153

自己喀出 119	徐脈 32	ストーマ脱出 95
事故対応 49	心因性呼吸障害 121	ストーマ袋(パウチ) 93
事故報告書 49	新型コロナウイルス感染症	スピリチュアルペイン
自在孔(モルダブル) 93	(COVID-19) 30	141
自死 53	心筋梗塞 40,46	スライディングシート
自然気胸 44	神経感染症 42	57
持続注入点滴 129	人工肛門 91	
自尊心 76	人工呼吸器 124	**せ**
自宅内避難 14	人工呼吸器の回路 127	生活機能 17
弛張熱 30	人工透析 73,75	生活習慣 82
失神 33	人工鼻 127	精神科訪問看護基本療養費
失調性呼吸 36	人工膀胱 91	27
刺入部位 107	心臓神経痛 44	精神疾患 35
死の3徴候 144	身体障害者手帳 96	精神的苦痛 141
市販薬 103	身体的苦痛 141	生存徴候 53
しびれ 41	心拍出量低下 38	接遇 12
社会的苦痛 141	心不全 36	摂食嚥下機能 65
社会福祉士 11	深部組織損傷(DTI) 135	接続管 94
自由開孔(フリーカット)		セラピスト 24,55
93	**す**	穿孔 84
熟眠障害 61	睡眠時無呼吸症候群 124	仙骨座り 56
主治医 8,11	睡眠障害 60	全人的苦痛
手段的日常生活動作	睡眠障害12の指針 60	(トータルペイン) 141
(IADL) 19	睡眠状況 37	全身の機能低下 67
障害高齢者の日常生活自立	睡眠薬 37	
度(寝たきり度) 21	水溶性食物繊維 82	**そ**
消化管出血 46	数値的評価スケール(NRS)	装具交換 95
消化管用ストーマ 91	26	双孔式ストーマ(ループス
上行結腸ストーマ 91	スキン-テア 133	トーマ、カバーリング)
上部消化管出血 40	ステロイド(外用薬) 113	92
上部消化管の腸閉塞 40	ストーマ 91	相談業務 10
消防 54	ストーマアクセサリー	早朝覚醒 61
上腕筋 104	94	側臥位 55
食事療法 72,73	ストーマ合併症 95	続発疹 132
褥瘡 134	ストーマ陥凹 95	咀嚼困難感 67
褥瘡予防 55	ストーマ孔 93	
食中毒 40	ストーマ周囲皮膚障害	**た**
食物繊維 82	95	体位ドレナージ 119
食欲不振 45	ストーマ静脈瘤 95	退院後 8
ショック状態 44	ストーマ装具 93	帯状疱疹 30,44,131
処方薬 102,103	ストーマ装具の給付 96	大動脈解離 44

唾液	119	
多職種連携	10	
脱水	33	
脱水症状	36,38	
痰	119	
単孔式ストーマ（エンドストーマ）	92	
端坐位	55	
胆石	46	
胆嚢炎	46	
タンパク質	64	

ち
チアノーゼ	35
地域包括ケアシステム	10
チェーン・ストークス呼吸	36
チェンバー	125
注射投与	104
中心静脈栄養	106
中心静脈カテーテル（CVC）	107
虫垂炎	30,40
中途覚醒	61
チューブ	71
腸炎	46
腸蠕動	83
腸ねん転	46
腸閉塞	46
鎮痛等価換算比	118
鎮痛薬	111

つ
爪切り	97

て
低栄養	62
低血糖	33,38,139
低血糖症状	139
低酸素	33

滴下速度	106	
摘便	85	
電解質異常	40	
殿筋	105	
点滴投与	106	
転倒・転落	47	
転倒リスク	58	
転倒リスクチェックシート	58	

と
トイレ	76
糖尿病	72
頭部外傷	33,42
特定福祉用具	76
突然死	53
吐物	40
努力様呼吸	143
とろみ	65

な
内耳疾患	40
内服管理	102
内服抗がん薬	129
軟膏	113

に
日常生活圏域	10
日常生活動作（ADL）	23
日内変動	30
二度混ぜ法	66
入眠障害	61
入浴介助	99
尿管皮膚瘻	92
尿器	76
尿性状	86
尿道カテーテル	87
尿道カテーテルのトラブル	89
尿とりパッド	77
尿量	86

尿路感染症	30,87
尿路結石	46
尿路障害	87
尿路ストーマ	92
認知ADL	25
認知機能低下	33
認知症高齢者の日常生活自立度	22

ね
熱型	30

の
脳炎	42
脳血管障害	40,42
脳梗塞	42
脳疾患	38
脳出血	42
脳卒中	42

は
バーセルインデックス（BI）	23
肺炎	30,44
背景因子	17
排泄能力	76
排泄方法	76
バイタルサイン	31
バイタルサイン測定	31
バイトブロック	98
排尿	86
肺胞雑音	35
排便	78
排便パターン	78
剥離剤	94
曝露	130
発声訓練	68
発熱	29
発熱随伴症状	39
鼻カテーテル	120
鼻カニューレ	122

歯ブラシ	98
ハラスメント	13
半減期	108
反跳痛	79

ひ
ヒートショック	99
ビオー呼吸	36
被害者	50
皮下注射	104,105
皮下点滴	106
非侵襲的陽圧換気(NPPV)	124
備蓄	14
皮内注射	104
避難場所・経路	14
皮膚被膜剤	94
皮膚保護材	94
表情尺度スケール(FPS)	26
鼻翼呼吸	143
貧血	36,38
頻呼吸	32
頻脈	32

ふ
不安感	34,104
副作用の発現時期	128
腹痛	45
腹部膨満	35
腹部大動脈破裂	46
腹膜炎	44,46
腹膜透析	75
服薬カレンダー	102
不審死	53
不眠症	61
不溶性食物繊維	82
ブリストル便性状スケール	78
フレイル	62,63

へ
平均気道内圧(MAP)	125
ベッドサイド	127
ベッド背上げ	56
便器	76
片頭痛	42
便性状	79
ベンチュリーマスク	122
扁桃腺炎	30
便秘	45,46,80
便秘症	81

ほ
蜂窩織炎	131
防災マップ	14
放散痛	43
訪問看護記録書	27
訪問看護事業者賠償責任保険	50
訪問看護指示書	21,119
訪問看護報告書	27
訪問看護療養費明細書	27
訪問調整	48
ポータブルトイレ	76
保健師	11
歩行介助	57
ポジショニング	55
発疹	132
発赤	131
ホッホシュテッターの部位	105

ま
麻疹	30
末梢挿入型中心静脈カテーテル(PICC)	107
麻痺	32
マルチグローブ	56

| 慢性腎臓病(CKD) | 73 |
| 慢性閉塞性肺疾患(COPD) | 124 |

み
| 看取り | 142 |
| ミルキング | 88 |

む
| 紫色尿バッグ症候群(PUBS) | 89 |

め
メイク	145
めまい	37,39,41
面板	93
面板固定テープ	94

や
薬剤師	11
薬剤情報提供書	103
薬物療法	72

ゆ
| ユニバーサルデザインフード | 70 |

よ
浴室環境	99
予後	144
標準予防策(スタンダードプリコーション)	15
与薬	101
与薬原則6つのR(6R)	101

り
理学療法士(PT)	11
リザーバーマスク	122
リスクマネジメント	13

リハビリテーション専門職 …… 55	CO₂ナルコーシス …… 122	
	COPD …… 124	**N**
れ	COVID-19 …… 30	NPPV …… 124
レスキュードーズ …… 118	CVC …… 107	NRS …… 26
レッグバッグ …… 94	CVポート …… 107	NSAIDs …… 111
連絡連携 …… 11	**D**	NST …… 137
ろ	DTI …… 135	**O**
肋間神経痛 …… 44		OF-5 …… 67
呂律障害 …… 37	**F**	OT …… 11
呂律不良 …… 32	FAST …… 42	**P**
	FIM …… 25	PaPスコア …… 144
欧文・略語・数字	FPS …… 26	PCA …… 106
119番 …… 48	FTU …… 113	PEEP …… 122
1回換気量(TV) …… 125	**G**	PICC …… 107
A	GAF尺度 …… 27	PIP …… 125
ACE …… 108	**H**	PPI …… 144
ACP …… 8,9	HMV …… 124	PT …… 11
ADL …… 23	HOT …… 120	**R**
ALS …… 124	**I**	RR …… 125
ARB …… 108	IADL …… 19	**S**
B	ICF …… 17	SpO₂ …… 29,121
BCP …… 13	**J**	ST …… 11
BI …… 23	JCS …… 34	**T**
BMI …… 62	**M**	Tmax …… 108
C	MAP …… 125	TV …… 125
CKD …… 73		

Cocco mina 訪問看護

2025年3月31日　第1版第1刷発行	編　著　医療法人財団健和会 　　　　訪問看護ステーション
	発行者　鈴木　由佳子
	発行所　株式会社　照林社
	〒112-0002
	東京都文京区小石川2丁目3-23
	電　話　03-3815-4921（編集）
	03-5689-7377（営業）
	https://www.shorinsha.co.jp/
	印刷所　共同印刷株式会社

- ●本書に掲載された著作物（記事・写真・イラスト等）の翻訳・複写・転載・データベースへの取り込み、および送信に関する許諾権は、照林社が保有します。
- ●本書の無断複写は、著作権法上の例外を除き禁じられています。本書を複写される場合は、事前に許諾を受けてください。また、本書をスキャンしてPDF化するなどの電子化は、私的使用に限り著作権法上認められていますが、代行業者等の第三者による電子データ化および書籍化は、いかなる場合も認められていません。
- ●万一、落丁・乱丁などの不良品がございましたら、「制作部」あてにお送りください。送料小社負担にて良品とお取り替えいたします（制作部 0120-87-1174）。

検印省略（定価はカバーに表示してあります）
ISBN978-4-7965-2647-0
©Iryohojinzaidankenwakai homonkangosuteshon/2025/Printed in Japan

▶ 酸素ボンベ使用可能時間早見表

	内容積3.4L　ボンベ内内圧（充填圧＝14.7Mpa,150kgf/cm²）											
MPa	14	13	12	11	10	9	8	7	6	5	4	3
kgf/cm²	140	130	120	110	100	90	80	70	60	50	40	30
指示流量（L/分） 0.5	762	707	653	598	544	490	435	381	326	272	218	163
1	381	354	326	299	272	245	218	190	163	136	109	82
2	190	177	163	150	136	122	109	95	82	68	54	41
3	127	118	109	100	91	82	73	63	54	45	36	27
4	95	88	82	75	68	61	54	48	41	34	27	20
5	76	71	65	60	54	49	44	38	33	27	22	16
6	63	59	54	50	45	41	36	32	27	23	18	14
7	54	51	47	43	39	35	31	27	23	19	16	12
8	48	44	41	37	34	31	27	24	20	17	14	10
9	42	39	36	33	30	27	24	21	18	15	12	9
10	38	35	33	30	27	24	22	19	16	14	11	8

＊安全係数（0.8）をかけた値（分）

使用可能時間46～60分　　使用可能時間30～45分　　使用可能時間30分未満

澤瀬早苗：在宅酸素療法（HOT）の管理. 健和会 訪問看護ステーション編：訪問看護アイデアノート. 照林社, 東京, 2021：145. より引用

▶ 輸液の投与速度と滴下速度のめやす

成人用：1 mL ≒ 20滴

1分間の滴下数（滴/分）＝1時間の輸液量×1/3

投与速度	滴下速度のめやす（1分間の滴下数）
20mL/時	9秒に1滴　　（6.67滴/分）
40mL/時	4～5秒に1滴　（13.33滴/分）
80mL/時	2～3秒に1滴　（26.67滴/分）
100mL/時	2秒に1滴　　（33.33滴/分）
120mL/時	3秒に2滴　　（40滴/分）
150mL/時	5秒に4滴　　（50滴/分）
200mL/時	1秒に1滴　　（66.67滴/分）
250mL/時	2～3秒に3滴　（83.33滴/分）